Diabetes-Lexikon

Diabetes-Lexikon

mit Stichwortregister
englisch - deutsch - spanisch

K. Bergis und H. Drost

Walter de Gruyter
Berlin · New York 1988

Dr. med. K. Bergis
Diabetesklinik
D-6990 Bad Mergentheim

Prof. Dr. med. H. Drost
Med. Klinik des Ferd. Sauerbruch Klinikum
Arrenberger Straße 20–56
D-5600 Wuppertal 1

CIP-Titelaufnahme der Deutschen Bibliothek

Bergis, Kristian Hermann:
Diabetes-Lexikon : diabetolog. Fachbegriffe für d. Arzt ; mit Stichwortreg. engl.-dt.-span. / K. Bergis u. H. Drost. – Berlin ; New York : de Gruyter, 1988
ISBN 3-11-011620-0
NE: Drost, Herbert; HST

Satz und Druck: Buch- und Offsetdruckerei Wagner GmbH, Nördlingen. – Bindearbeiten: Lüderitz & Bauer GmbH, Berlin.

Vorwort

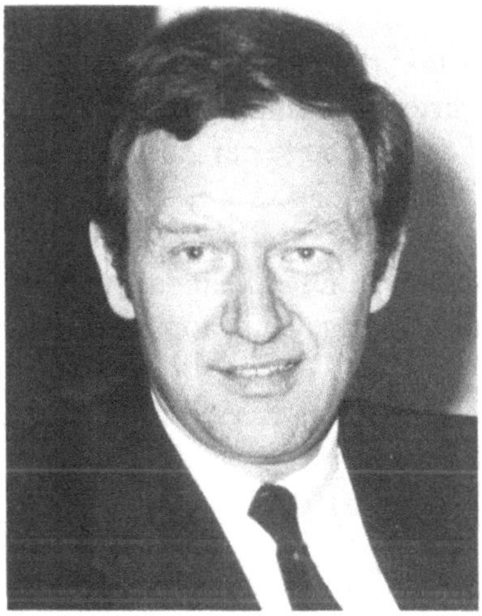

K. Bergis

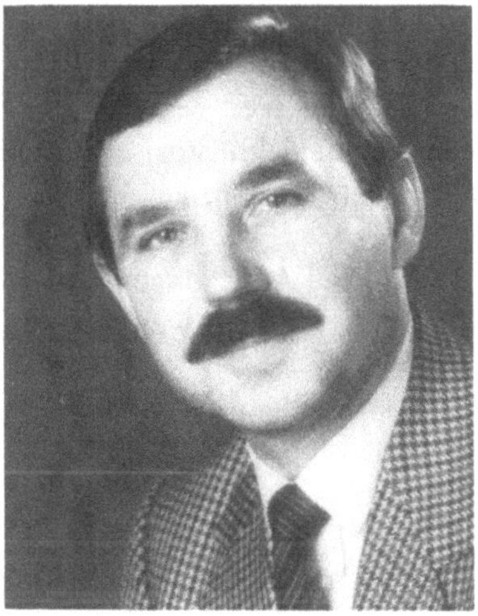

H. Drost

Auf vielen Gebieten der inneren Medizin ist in den letzten Jahren eine erhebliche Weiterentwicklung eingetreten. Hierzu gehört auch die Diabetologie.

Zahlreiche neue Begriffe, die Ätiologie, Diagnostik, Therapie und den Verlauf sowie Komplikationen der Zuckerkrankheit betreffend, sind entstanden. Abkürzungen und Synonyme sind zunehmend häufig und bedürfen einer Ordnung. Es finden sich auch viele scheinbar bekannte Begriffe, die im Laufe der praktischen Erfahrung einer Neubewertung bedurften und so die Fülle der Begriffs-Novitäten sinnvoll auflockern.

Dieses kleine Lexikon soll einerseits dazu dienen, dem interessierten Nicht-Diabetologen in Praxis und Klinik rasche Orientierung und Information zu bringen, um die Fortbildung und die Lektüre auf diesem Gebiete zu erleichtern. Bei der Auswahl der Begriffe wurde bewußt der Anspruch der Vollständigkeit aufgegeben zugunsten von Brauchbarkeit und Bedarf für die diabetologische Praxis.

Dieses kleine Fachwort-Lexikon wurde andererseits auch für Diabetiker sowie deren Angehörige geschaffen, die aus allgemeinem Interesse an der

Zuckerkrankheit oder wegen zunehmender Einbeziehung und aktiver Beteiligung an der Behandlung durch Selbstkontrolle ein gesteigertes Informationsbedürfnis haben.

Die Stichwörter sind alphabetisch gegliedert und durch zahlreiche Tabellen und Abbildungen ergänzt. In einem gesonderten Abschnitt werden Personen, die medizinhistorische Meilensteine auf dem Gebiete der Zuckerkrankheit gesetzt haben, aufgereiht.

Vorschläge, Anregungen und Kritik der Benutzer dieses kleinen Lexikons für evtl. spätere Erweiterungen werden dankbar entgegengenommen.

Bad Mergentheim/Wuppertal, im Februar 1988 K. Bergis, H. Drost

Inhalt

Acanthosis nigricans

Typische Hautveränderung bei verschiedenen Syndromen (↑Miescher-I-Syndrom), auch bei Diabetes mellitus: Die Verdickung des Stratum spinosum als Folge gesteigerter Mitosen und/oder die verzögerte Zelldifferenzierung führt zur Bildung hyperkeratotischer, papillomatöser hell- bis schwarzbrauner kutaner Platten vor allem im Bereich von Achselhöhle, Leiste, Nacken und Gelenkbeugen, und zwar meist beidseitig symmetrisch, selten über das gesamte Integument verteilt bzw. an Schleimhäuten. Als paraneoplastisches Syndrom kann es im höheren Alter zur Bildung maligner Tumoren kommen.

Acarbose

Chemischer Freiname für den ersten Alpha-Glukosidase-Inhibitor, ein chemisch definiertes Oligosaccharid, das nach oraler Zufuhr die kohlenhydratspaltenden α-Glukosidasen im Dünndarmepithel kompetitiv hemmt und somit rasche postprandiale Blutzuckeranstiege verhindert oder verzögert. Es verspricht für alle Diabetesformen, neben der exakt dosierten Antidiabetika-Medikation und der Insulintherapie, ein weiteres therapeutisches Prinzip zu werden.

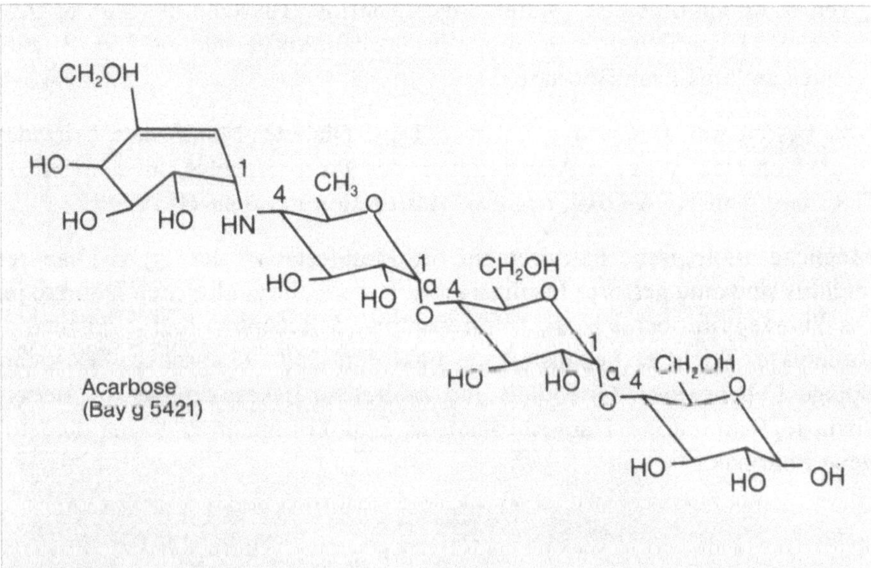

Acarbose, Molekülstruktur *D. Schmidt et al., Naturwissenschaften (1977)*

Achard-Thiers-Syndrom (Diabète des femmes à barbe)

Sonderform des Diabetes mit endokrinologischen Symptomen wie Hirsutismus, Stammfettsucht, Hypertonie und Amenorrhö. Man vermutet eine vermehrte ACTH-Sekretion mit gesteigerter Stimulation der Nebennierenrinde, verstärkter Glukokortikoidbildung und auch Androgenausschüttung (Drosselung der Gonadotropinausschüttung, sekundäre Ovarialinsuffizienz). Das Achard-Thiers-Syndrom gehört zu den seltenen endokrinologischen Komplexerkrankungen, bei denen auch ein Diabetes mellitus vorliegt.

Ätiologie

Als Krankheitsursachen des Typ-I-Diabetes verantwortlich gemachte Faktoren:

1. Virusinfekte (Mumps, Coxsackie B4, Röteln, Masern, Influenza und Zytomegalie) ohne Assoziation mit Immunerkrankung; Nachweis von Inselzellantikörpern initial 85–90%, nach 5 Jahren 10–20% (Typ-Ia-Diabetes mellitus nach Bottazzo)
2. Autoimmunerkrankung der Beta-Zellen primär oder assoziiert mit anderen Autoimmunleiden (Adrenalitis, Gastritis, Thyreoiditis, Autoaggression der Hypophyse) ohne initiale Inselzellantikörperbildung (Typ-Ib-Diabetes mellitus nach Bottazzo).

Von besonderer Bedeutung für eine Typ-I-Diabetes-Manifestation ist der HLA-Komplex: positive Assoziationen des Typ-I-Diabetes mit dem HLA-DR3 und dem HLA-DR4, negative Assoziation mit dem HLA-DR2.

Mögliche ätiologische Faktoren für die Manifestation des Typ-II-Diabetes mellitus sind eine gestörte Insulinsekretion sowie die zahlreichen Defekte im Insulinrezeptorenbereich als ↑ Prärezeptor-, ↑ Rezeptor- und ↑ Postrezeptordefekte. Wichtige begünstigende Faktoren sind Lebensalter, Fettsucht, üppige Lebensweise, Gravidität und zahlreiche Erkrankungen wie Leberzirrhose, Pankreatitis, Hämochromatose, Endokrinopathien, ferner diabetogene Pharmaka.

Aglukosurie

Angestrebter Zustand des zuckerfreien 24-Stunden-Urins bei Diabetes mellitus aller Formen als sicherer Hinweis für gute Stoffwechselführung. So waren bei normaler Nierenschwelle für Glukose bei aglukosurischen Diabetikern keine Blutzuckerwerte über 180 mg/dl vorhanden. Die Aglukosurie gehört zum Kriterium der optimalen Diabeteseinstellung beim Typ II (nicht-insulinbedürftiger Diabetes mellitus, mit Diät allein oder oraler Medikation eingestellt). Ist bei insulinabhängigen Zuckerkranken der Urin auf Dauer zuckerfrei, kann die Gefahr stärkerer Hypoglykämien drohen. Werden die Zuckerausscheidungen im Urin zum jeweiligen Tagesprofil in Relation gesetzt, ergibt sich unter Berücksichtigung der Nierenfunktion eine einfache Beurteilung der diabetischen Stoffwechselführung. Bei erheblicher Retention (diabetische Glomerulosklerose) kann jedoch die Aglukosurie auch bei Blutzuckerwerten bis 300 mg/dl eine intakte Regulation vortäuschen.

Alloxan-Diabetes

Experimenteller Diabetes im Tierversuch mit der extremen Situation vollständig ausgelöschter Insulin-Eigenproduktion nach chemisch induzierter Vernichtung der Langerhansschen Inselzellen mit Alloxan. Der künstliche Diabetes eignet sich zur Wirksamkeitsprüfung oraler Antidiabetika. Je nach Ausmaß der Inselzellzerstörung ändert sich die insulinfreisetzende Wirkung dieser Substanzen.

Alpha-Glukosidase-Inhibition

Neues Therapiekonzept für alle Diabetesformen, das die Verzögerung der Resorption der Saccharide im Dünndarm zum Ziel hat, um postprandiale Blutzuckerspitzen abzubauen. Durch Gabe eines kompetitiven Inhibitors werden in den für die Zuckerresorption zuständigen Dünndarmzellen die Alpha-Glukosidasen gehemmt, so daß eine verlangsamte Aufspaltung und Resorption stattfinden und der postprandiale Blutzucker somit nicht wie üblich rasch ansteigt. Im Falle übermäßiger pharmakologischer Wirkung können unverdaute Kohlenhydrate in den Dickdarm gelangen und zu störenden Symptomen wie Flatulenz und Meteorismus führen. Der Vorteil der neuen Therapie liegt in einer verbesserten Stoffwechselführung. Häufig lassen sich die oralen Antidiabetika oder das gespritzte Insulin reduzieren.

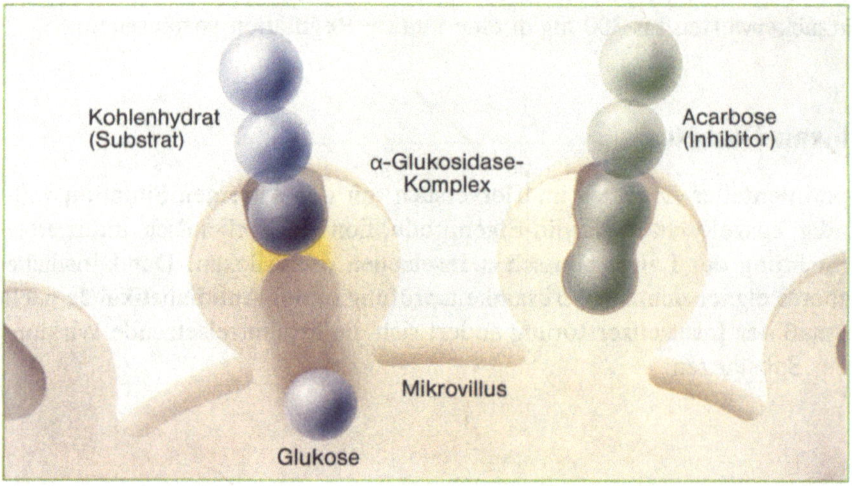

Modell von der räumlichen Struktur des Alpha-Glukosidase-Komplexes: Kohlenhydrate werden am Rezeptor gebunden und somit gespalten, der Glukosidase-Inhibitor Acarbose wird gebunden, nicht jedoch gespalten, und blockiert somit die Glukosidase.

Alpha-Zellen

Glukagon produzierende Zellen des Langerhansschen Inselzellapparates der Bauchspeicheldrüse. Beim ↑ McQuarrie-Syndrom fehlen die Alpha-Zellen. Ihre Stimulation erfolgt besonders durch Hypoglykämie, Arginin und Muskelarbeit, ihre Suppression durch Hyperglykämie (orale Glukose-Belastung) und Somatostatin.

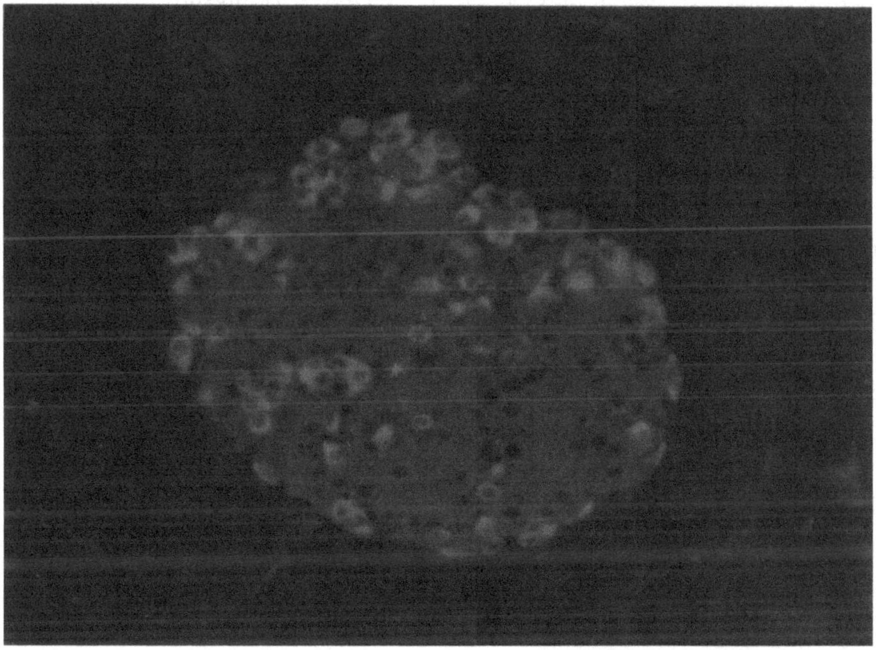

Dargestellt ist eine Langerhanssche Zellinsel des Pankreas. Durch Behandlung mit einem Glukagon-Antikörper sind immunfluoreszenzoptisch die Alpha-Zellen hervorgehoben.

Alterszucker

Milde Form des Erwachsenendiabetes im höheren Lebensalter, die gut auf orale Antidiabetika anspricht und zunächst keinen Fremdinsulinbedarf hat. In den meisten Fällen ist Altersdiabetes Begleiter anderer geriatrischer Erkrankungen. Aufgrund unzureichender diätetischer Compliance sind Antidiabetika meist nicht zu vermeiden. Diese Diabetesform (Typ-II-Diabetes mellitus) ist darum eine der klassischen Indikationen für ↑ Sulfonylharnstoffe. Die atherogene Aggressivität des Altersdiabetes scheint gering.

Alt-Insulin

Insulinzubereitungen mit schnellem Wirkungseintritt und kurzer Wirkungsdauer. Die ersten Insulinzubereitungen waren saure Insuline mit schlechter Hautverträglichkeit. Durch Verwendung hochgereinigter Insuline gelang die Herstellung neutraler Alt-Insulin-Lösungen (Normal-Insuline) mit hoher Haltbarkeit und besserer Verträglichkeit. Die Normal-Insulin-Zubereitungen einzelner Hersteller unterscheiden sich im Wirkungsprofil u. a. durch unterschiedliche Zinkgehalte nur geringfügig. Bei i. v. Applikation tritt der Initialeffekt nach wenigen Minuten ein, das Wirkungsmaximum wird nach etwa 30 Minuten erreicht, die Wirkungsdauer beträgt etwa 2 Stunden. Bei s. c. Applikation Wirkungseintritt nach etwa 15–30 Minuten. Wirkungsmaximum nach 60–90 Minuten. Wirkungsdauer etwa 6 Stunden.

Indikationen für die Anwendung von Alt-(Normal-)Insulin sind:

1. Stoffwechselsituationen mit der Forderung nach schnellem Wirkungseintritt,
2. die Mischung mit Verzögerungs-Insulinen zum Erreichen von Insulin mit bestimmtem Wirkungsprofil sowie
3. die intensivierte Insulintherapie.

Die alleinige langfristige Anwendung von Alt-(Normal-)Insulin ist wegen der bekannten Eßgewohnheiten von Mitteleuropäern in der Regel ungeeignet, da diese Therapie täglich mehrere Injektionen notwendig machen würde.

Amadori-Reaktion (Glyko-Hb, HbA_1, $HbA_{1a\text{-}c}$)

↑ Glykolysiertes Hämoglobin

Arachidonsäure

Ausgangssubstanz der Prostaglandinsynthese, die beim Diabetes eine überhöhte Thromboxanproduktion zur Folge hat. Die essentielle, vierfach ungesättigte C_{20}-Fettsäure wird durch das Enzym Prostaglandinsynthetase zum thrombozytenaktivierenden Thromboxan umgewandelt und entfaltet damit in vermehrtem Maße aggregationsfördernde Eigenschaften der Thrombozyten beim Diabetes. Die aus dem Arachidonsäuremolekül entstehende Substanz Thromboxan scheint bei der ↑ Microangiopathia diabetica eine Schlüsselrolle zu spielen.

Aspartam

Künstlicher kalorienarmer Süßstoff, ein Dipeptidester aus Asparaginsäure und L-Phenylalanin, Süßungsgrad etwa 180- bis 200mal größer als derjenige von ↑ Saccharose (Sukrose).

Formel: L-Aspartyl-L-Phenylalaninmethylester

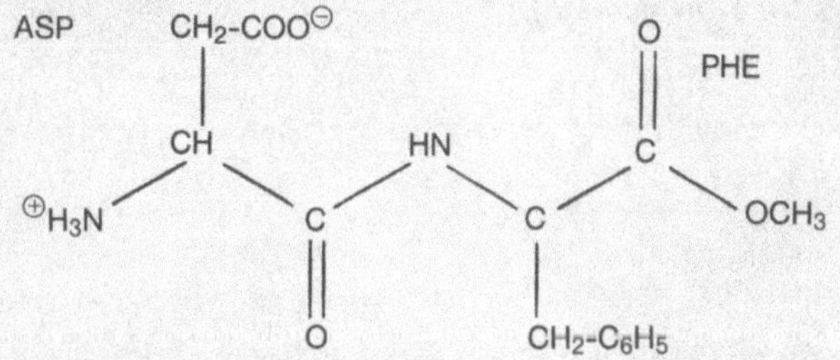

Süßungsgrad 180 – 200 x höher als Zucker, d. h. 20 mg Aspartam entsprechen 20 mg x 200 = 4000 mg = 4 g oder 1 Würfel Zucker.

Autoimmunerkrankung Diabetes

Eines der postulierten Modelle für die Manifestation eines insulinbedürftigen Diabetes mellitus im jugendlichen Alter als Folge einer immunpathologisch entstandenen Insulitis mit Verödung des Insulinproduktionsapparates und nachfolgender Diabetesmanifestation. Für das Ingangkommen des Autoimmunprozesses sind besonders Virusinfektionen (Coxsackie B, Mononukleose, Mumps, Röteln und Influenza) verantwortlich. Man findet eine lymphozytäre Insulitis und IgG-Antikörper, die gegen die Inselzellen gerichtet sind (↑ Ätiologie).

Azetonurie

Ausscheidung von Azeton im Harn als Folge gesteigerter Lipolyse bei Stoffwechselgesunden unter Fastenbedingungen und bei Diabetikern nach Insulinentzug. Positiver Azetonnachweis im Harn bei gleichzeitiger Hyperglykämie bedeutet Insulinmangel, während Azetonurie bei Normoglykämie Hungerazeton entspricht. Testverfahren mittels Acetest®-Tablette oder Ketostix®-Streifen nach dem Prinzip der ↑ Legalschen Probe.

Azidose

Erhöhung der Wasserstoffionen-Konzentration im Blut und Abfall des pH-Wertes unter 7,38 durch Zunahme der Kohlensäurekonzentration und Abnahme der Bikarbonatspiegel. Unterscheidung zwischen metabolischer (stoffwechselbedingter) Azidose (z. B. Coma diabeticum und uraemicum) und respiratorischer (ateminsuffizienzbedingter) Azidose (z. B. Schlafmittelvergiftung, Asthma bronchiale).

Ballaststoffreiche Kost

Faserreiche Ernährungsform mit einem hohen Anteil nicht resorbierbarer Füll- und Quellstoffe. Nachgewiesen ist die Verbesserung des Blutzuckerspiegels im Tagesverlauf. Es kommt zur deutlichen Senkung der postprandialen Blutzuckerwerte trotz Suppression des Insulins durch ballaststoffreiche Kost. Es ergeben sich gerade bei Diabetikern mit oral schwierig einstellbarer Stoffwechsellage günstige Aussichten, die Insulinspritze noch zu umgehen. Hauptsächliche Vertreter der Füll- und Quellstoffe sind Zellulose, Hemizellulosen, ↑ Guar, Pektin und Kleie.

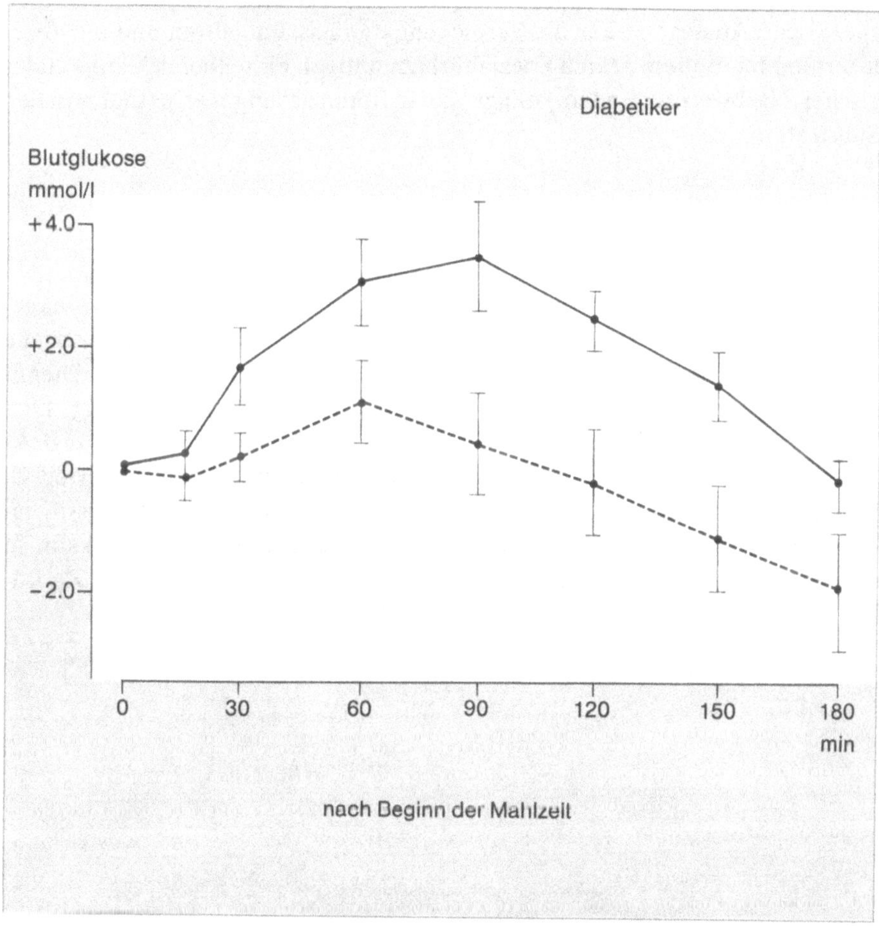

Rückgang der postprandialen Blutzuckerspiegel bei Vollkost und Diät mit Guarharz Quellstoff, aufgetragen Blutzuckeränderung gegenüber dem Nüchternwert in mmol/l über die Untersuchungszeit nach Essensbeginn in Minuten.

Basalmembran

Grenzlamelle in den Glomerula der Nieren und in den Kapillaren, bestehend aus Gitterfasern und Kittsubstanz mit Mukopolysacchariden. Gitter- oder Retikulinfasern umspannen in Form eines dichten Netzes die Kapillarwände und bilden die sog. Basalmembran. Es handelt sich anscheinend um einen extrem unlöslichen Komplex von hydroxylysinreichem Kollagen mit Mukopolysacchariden. Kritischer Ort der diabetischen Mikroangiopathie und Glomerulosklerose infolge progressiver Ablagerung fibrinoider Materialien mit Verdickung und Änderung der Durchlässigkeit (Proteinurie, Exsudation, Verquellung). Elektronenmikroskopische Feinstrukturanalysen erlauben spezifische Aussagen über die Verdickung der Basalmembran und die abgelagerten Materialien. Durch Spezialfärbemethoden einschließlich immunologischer Nachweismethoden gelingt die Differenzierung der pathologischen Substrate.

Bayessche Formel

Klassifizierungsverfahren zur Differenzierung von Typ-I- und Typ-II-Diabetes anhand des sog. BAYES-Theorems. Die Berechnung stützt sich auf die relative Häufigkeit bestimmter anamnestischer, klinischer und laborchemischer Kriterien wie Lebensalter bei Diagnosestellung, Ketoseneigung, Diabetesdauer vor Insulintherapie, Körpergewicht bei Diagnosestellung, HLA-Typisierung, Inselzellantikörper-Bestimmung und glukagonstimulierter C-Peptid-Spiegel. Solange kein genetischer Marker zur Diabetes-Klassifizierung zur Verfügung steht (↑ Chlorpropamid-Alkohol-Flush-Test), kann in nahezu allen Fällen mit Hilfe einer kombinierten Betrachtung eine Zuordnung vorgenommen werden.

Belastungsalbuminurie

Eiweißausscheidung im Urin nach körperlicher Belastung, bei juvenilen Diabetikern häufiger als bei Gesunden. Es kommt zur signifikanten Zunahme der Eiweißdurchlässigkeit bei der Primärharnfiltration in den Glomerula der Nieren. Vermutlich führt der erhöhte Filtrationsdruck während der Belastung zu einer stärkeren Durchlässigkeit und damit zur Aufdeckung von Webfehlern der Gitterfaser-Mukopolysaccharidstruktur der Basalmembran der Glomerula, wie sie bei Insulinmangeldiabetikern noch vor Manifestation der Glomerulosklerose nachweisbar sind.

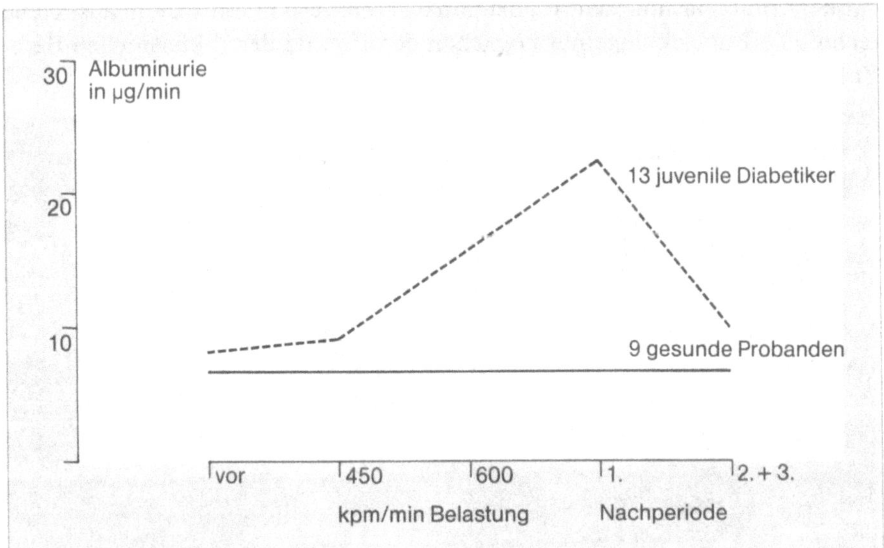

Eiweißausscheidung im Urin bei Gesunden und bei jugendlichen Diabetikern vor und nach körperlicher Belastung. Der Zuckerkranke reagiert mit 3fach erhöhter Albuminurie.
Mogensen, C. E., E. Vittinghus: Scand. J. Clin. Lab. Invest. 35, 295 (1975).

Beta-Zellen

Bezeichnung für die insulinproduzierenden Zellen des Langerhansschen Inselzellapparates der Bauchspeicheldrüse, die sich von den Alpha-Zellen (Glukagonproduktion) durch besondere Färbemethoden differenzieren lassen. Histologisch nachweisbare Zellkomplexe, deren Untergang (möglicherweise auf autoimmunologischer Basis) zur Manifestation des Insulinmangeldiabetes führt und deren Sekretionsstarre bzw. Ermüdung die Entwicklung eines Erwachsenendiabetes fördert. Die Ansprechbarkeit der Beta-Zelle scheint einem 24-Stunden-Rhythmus zu unterliegen: sie ist gegen Abend stärker ermüdbar und schüttet bei Glukosereiz vermindert Insulin aus. Neue technische Entwicklungen ermöglichen den Einsatz der ↑ künstlichen Beta-Zelle.

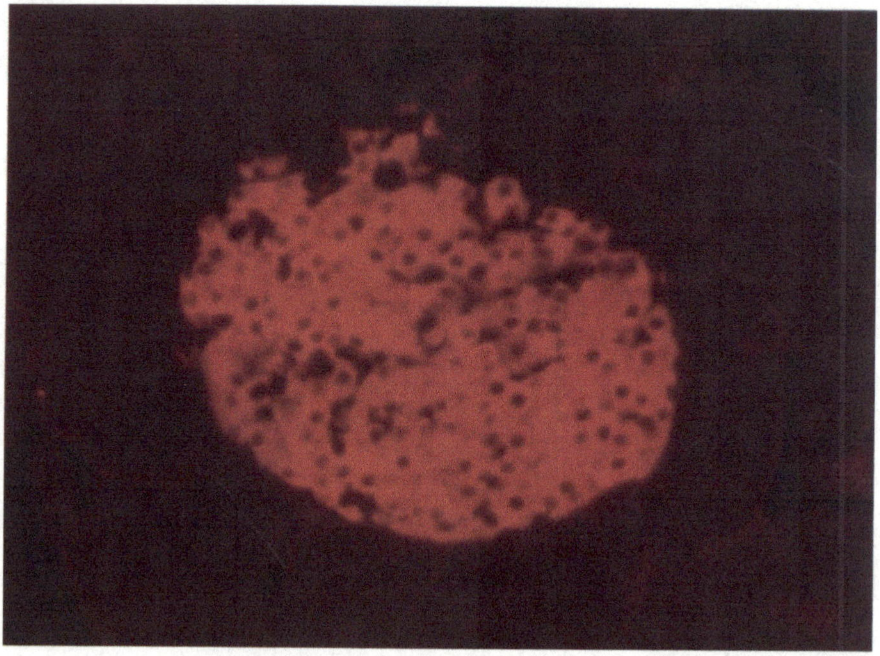

Dargestellt ist eine Langerhanssche Zellinsel des Pankreas. Durch Behandlung mit einem Insulin-Antikörper sind immunfluoreszenzoptisch die Beta-Zellen hervorgehoben.

Beta-Zelle, künstliche (↑ künstliches Pankreas)

Automat zur künstlichen Imitation der den Glukosespiegel regulierenden Funktion der Bauchspeicheldrüse (Beta-Zelle) durch Kombination eines kontinuierlich arbeitenden Glukosesensors, eines Computers, der einerseits die zur Erhaltung der Normoglykämie (↑ Glukose-Homöostase) notwendige Insulinzufuhr (↑ Insulinpumpe), andererseits zur Vermeidung von Hypoglykämien die notwendige Glukosezufuhr (Glukosepumpe) künstlich steuert. Die künstliche Beta-Zelle dient zur automatischen Einstellung und Führung des diabetischen Stoffwechsels u. a. beim Coma diabeticum, während Operationen sowie bei wissenschaftlichen Fragestellungen.

Big-baby-Diabetes

Manifestation einer Zuckerkrankheit bei einer Patientin, die Kinder mit mehr als 4 kg geboren hat. Die zum Entbindungszeitpunkt als potentielle Diabetikerin zu klassifizierende Frau entwickelt in den meisten Fällen später einen nicht-insulinbedürftigen Diabetes. Ätiologisch kommt für das hohe Geburtsgewicht der Neugeborenen solcher Patientinnen die ständige Überflutung des Feten mit Insulin in Betracht.

Biguanide

Heute in vielen Ländern kaum noch gebräuchliche, chemisch klar definierte Stoffklasse zur oralen Therapie des Diabetes mellitus mit klinisch erwünschten Aspekten der verschlechterten Glukoseresorption, der Gewichtsabnahme und der Verbesserung der peripheren Insulinreaktion. Die Einsatzhäufigkeit der Biguanide war in den 70er Jahren beachtlich; die Substanzen wurden bis auf wenige Ausnahmen wegen der potentiellen Lakt(at)-Azidosegefahr vom Markt genommen. Allgemein gilt heute die Empfehlung, aus Sicherheitsgründen auf die Verordnung der Biguanide zu verzichten. Dies scheint um so leichter zu fallen, seitdem sich alternative Therapieprinzipien, z. B. ↑ Glukosidase-Inhibition, anbieten.

Body-Mass-Index

Neue Maßeinheit für die Bewertung des Übergewichts, bei welcher das Körpergewicht (in kg) zum Quadrat der Körperlänge (in m) in Beziehung gesetzt wird. Die Obergrenze des BMI liegt bei 25, Werte zwischen 20 und 25 sind für die Diabeteseinstellung als gut bis akzeptabel zu bezeichnen. Alle Werte über 25 bedeuten Übergewicht, über 30 Fettsucht.

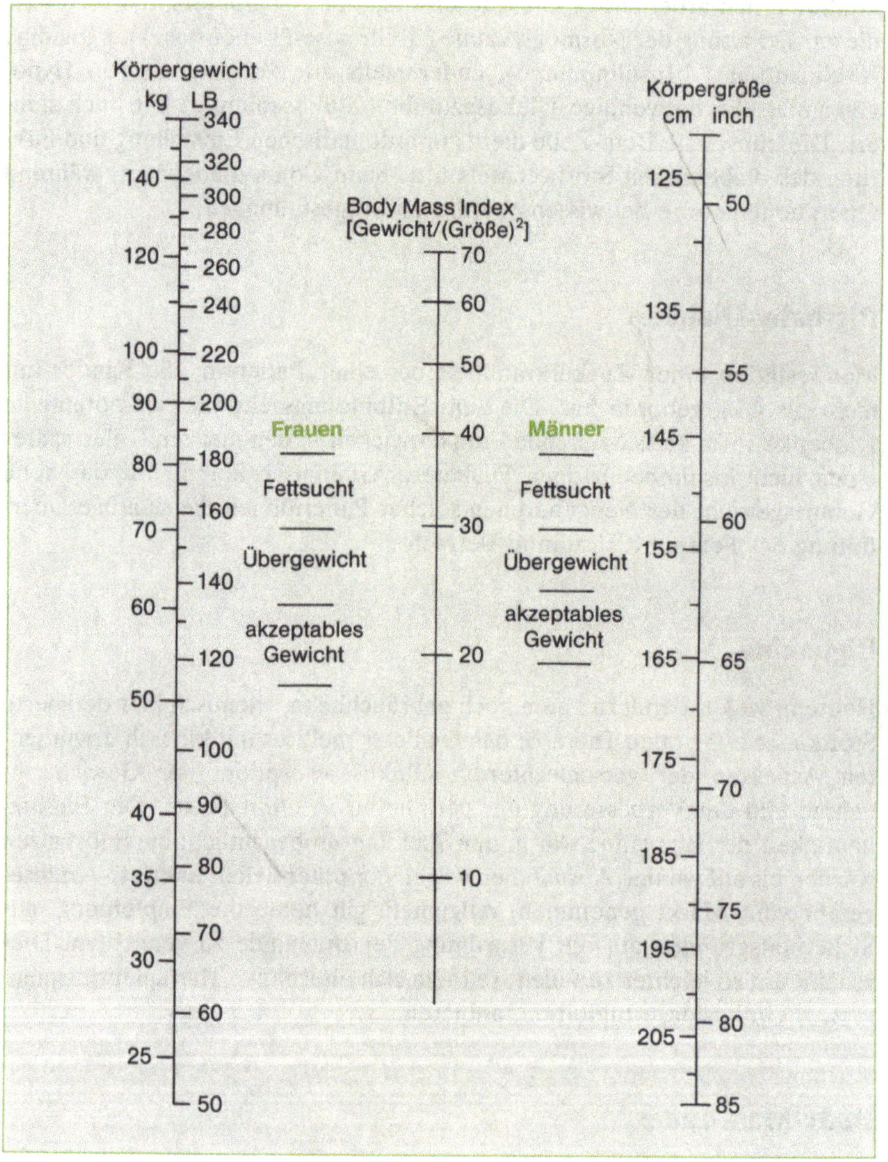

Nomogramm zur Ermittlung des Body-Mass-Index aus Gewicht, linke Skala, und Körperhöhe, rechte Skala.

Borderline-Diabetes

Alternative Bezeichnung für gestörte Glukosetoleranz, wie sie bei Frühformen des Diabetes mellitus vorkommen kann. Der Borderline-Diabetes beschreibt den Grenzbereich zwischen normalem und pathologischem Resultat des ↑ Glukosetoleranztests (oGTT) und entspricht Nüchternwerten um 100, nach 1 Stunde um 180 und nach 2 Stunden um 140 mg/dl. Die Inzidenz eines späteren Diabetes mellitus ist aus dem Vorliegen eines Borderline-Diabetes nicht in jedem Einzelfall zulässig. In den meisten Fällen wird durch Gewichtsreduktion bei entsprechend kalorisch reduzierter Kost eine Stoffwechselnormalisierung erreicht.

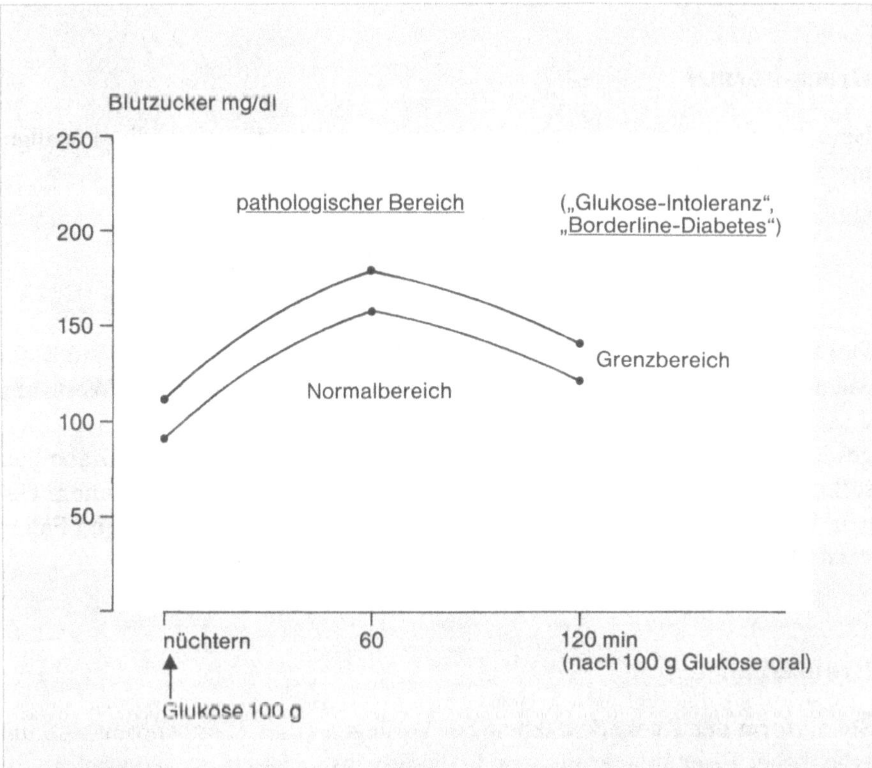

Blutzuckerwerte nach 100 g oraler Glukosebelastung dürfen in beiden Prüfzeiten zusammen nicht über 300 mg% liegen. Spitzen über 180 mg % nach 1h und 140 mg% nach 2h gelten als Ausdruck einer Glukoseintoleranz.

Brittle-Diabetes

Im angelsächsischen Sprachgebrauch übliche Bezeichnung für einen labilen Diabetes mit starken Schwankungen der Stoffwechsellage ohne erkennbare äußere Einflüsse (Insulindosisänderung, Diätfehler). Betroffen sind vor allem insulinpflichtige juvenile Diabetiker, bei denen vermutlich die Gegenspielerhormone Somatotropin und Adrenalin in ihrem Gleichgewicht schwanken. Diese Formen der Zuckerkrankheit profitieren erheblich vom Einsatz einer ↑ Insulin-Infusionspumpe wegen der damit verabreichten Basalrate. Dieser wird eine Hemmung der Zuckerneubildung in der Leber und Stabilisierung des Stoffwechsels zugeschrieben.

Broca-Formel

Berechnungsgrundlage für eine Körpergewicht-Klassifikation, die sich allgemein durchgesetzt hat:

Körpergewicht in kg = cm Körpergröße minus 100.

Der ermittelte kg-Wert entspricht dem Normalgewicht, Werte (– 10% für Männer, – 15% für Frauen) darunter werden als Idealgewicht, Werte um dieselbe Marge darüber als Übergewicht angesehen. Bei mehr als 25% Übergewicht nach Broca ist die Bezeichnung Fettsucht zulässig. Jeder Diabetiker sollte normalgewichtig sein, am besten dem Idealgewicht nahekommen. Gegen diese Hauptmaxime der Diabeteseinstellung wird in den meisten Fällen verstoßen (80% der Erwachsenendiabetiker sind übergewichtig).

Bronzediabetes

Sonderform der Zuckerkrankheit bei Vorliegen einer Hämochromatose mit erheblicher Eisenablagerung u. a. in die Bauchspeicheldrüse, wodurch es zur Degeneration des Inselzellapparates kommt. Die Beschreibung dieser Krankheitsform beruht auf der bronzeartigen Verfärbung des Hautkolorits beim Hämochromatose-Patienten. Meist liegt zusätzlich eine Zirrhose vor. Infolge der Pankreasfibrose besteht oft eine exokrine und endokrine Insuffizienz. Die ↑ Einstellungskriterien entsprechen denjenigen eines Zustandes nach Pankreatektomie.

Broteinheit

Gängige Maßeinheit für die Berechnung von Kohlenhydraten in der Diabetesdiät.

12 g Kohlenhydrate = 1 BE

Die Broteinheit dient als griffiger Wert für die Ermittlung der Gesamtmenge der Kohlenhydrate und erleichtert es, kohlenhydrathaltige Lebensmittel gegeneinander auszutauschen mit dem Ziel, die Kost abwechslungsreich zu gestalten. Es ist erwünscht, diesen Austausch möglichst innerhalb bestimmter Gruppen von Kohlenhydratträgern durchzuführen, z. B. Obst gegen Obst, Brot gegen Brot usw.

1. Brot

25 g	Mischbrot, Grahambrot	= 1 dünne Scheibe
25 g	Weißbrot, Toast	= 1 Scheibe
25 g	Bauern- oder Holzofenbrot	= ¼ Scheibe
26 g	Vollkornbrot, Leinsamenbrot, Pumpernickel	= ½ Scheibe
24 g	Brötchen, Semmel, Brezel	= ½ Stück
16 g	Knäckebrot	= 2 dünne Scheiben
17 g	Zwieback	= 1½ Stück
15 g	Cornflakes	

1 BE = 60–65 kcal/252–273 kJ

2. Getreideprodukte, Hülsenfrüchte

16 g	Roggen-, Weizenmehl oder -grieß	= 1 gestrichener Eßlöffel
14 g	Stärkemehl, Sago, Semmelmehl	= 1 gestrichener Eßlöffel
15 g	Reis, roh gewogen	= 1 gestrichener Eßlöffel
20 g	Haferflocken	= 2 gestrichene Eßlöffel
20 g	Erbsen, Bohnen, Linsen getrocknet	

1 BE = 50–70 kcal/210–294 kJ

3. Kartoffeln

60 g	Kartoffeln gekocht und geschält	= 1 Stück hühnereigroß
50 g	Kartoffelknödel	= 1 kleiner Kloß
15 g	Kartoffelpüreepulver	= 1 gestrichener Eßlöffel

1 BE = 50 kcal/210 kJ

4. Gemüse

a) anrechnungspflichtig

100 g	Erbsen, grün, frisch und Dose	= 3 Eßlöffel
170 g	Möhren, Sellerie, Steckrüben	= 1 Portion
170 g	Rosenkohl	= 1 Portion
150 g	rote Bete	= 1 Portion
125 g	Zwiebeln, Fenchelknolle	= 1–2 Stück
65 g	Gemüsemais	= 2 Eßlöffel

1 BE = 60–80 kcal/252–336 kJ

b) bis 250 g pro Tag nicht anzurechnen

Weitere 250 g pro Tag sind mit 1 BE = 70–100 kcal/294–420 kJ anzurechnen.

Auberginen, grüne Bohnen, Paprika, Rotkohl, Grünkohl, Kürbis und Wassermelonen, Lauch und Porree.

c) ohne Anrechnung

100 g enthalten ca. 10–25 kcal/42–105 kJ.

Blumenkohl, Brokkoli, Kohlrabi, Champignons, Butterpilze, Pfifferlinge u. ä. Endivien, Kopf- und Feldsalat, Chinakohl, Chicorée, Gurken, Radieschen, Sommerrettich, Sauerkraut, Spargel, Spinat, Tomaten, Rhabarber, Weißkohl, Wirsing.

Kohlenhydrate-Austauschtabelle (1 Broteinheit = 12 g Kohlenhydrate)

5. Milch- und Milcherzeugnisse

Kalorien- und Fettgehalt berücksichtigen.

0,25 l Trinkmilch, 3,5% Fett
1 BE = 160 kcal/670 kJ

0,25 l fettarme Trinkmilch, 1,5% Fett
1 BE = 125 kcal/522 kJ

0,25 l entrahmte Milch, 0,3% Fett
1 BE = 87 kcal/365 kJ

0,3 l Sauermilch, 3,5% Fett, Joghurt, 3,5% Fett

0,3 l Schwedenmilch, fettarmer Joghurt, 1,5% Fett

0,3 l Buttermilch, 0,5% Fett
1 BE = 105 kcal/441 kJ

120 g Kondensmilch ungesüßt, 7,5% Fett
1 BE = 164 kcal/668 kJ

90 g Kondensmilch ungesüßt, 10% Fett
1 BE = 165 kcal/689 kJ

6. Obst – mit Schale bzw. mit Stein gewogen

100 g Apfel, Sauerkirschen, Birne
170 g Apfelsine, Grapefruit, Mandarinen
110 g Aprikosen, Pflaumen, Pfirsiche
90 g Bananen, Heidelbeeren, Süßkirschen
130 g Brombeeren, Johannisbeeren rot, Holunder
150 g Erdbeeren, Himbeeren, Johannisbeeren rot
80 g Mirabellen
1 BE = 50 kcal/210 kJ

7. Obst- und Gemüsesäfte – natur, ohne Zucker

110 g Apfelsaft
120 g Himbeersaft
120 g Orangen- oder Grapefruitsaft
150 g Zitronensaft
1 BE = 50 kcal/210 kJ

200 g Karottensaft
300 g Tomatensaft
1 BE = 70 kcal/294 kJ

8. Nüsse – ohne Schalen berechnet – Vorsicht, hoher Kaloriengehalt

	kcal	kJ
60 g Erdnüsse	378 kcal =	1 587 kJ
90 g Haselnüsse	621 kcal =	2 608 kJ
75 g Mandeln	487 kcal =	2 045 kJ
85 g Walnüsse	600 kcal =	2 520 kJ
170 g Paranüsse	1 213 kcal =	5 095 kJ
30 g Kastanien, Maronen – frisch	63 kcal =	265 kJ
100 g Leinsamen	421 kcal =	1 770 kJ

9. Sonstiges

12 g Fruktose
12 g Sorbit
12 g Xylit
ca. 20 g Diabetiker-Marmelade*
ca. 35 g Diabetiker-Marmelade, kalorienreduziert*

* Deklaration beachten

Bullosis diabeticorum

Blasenbildende Dermatose beim Langzeitdiabetes, häufig verknüpft mit diabetischer Neuropathie, charakterisiert durch Bläschen und Blasen an den Extremitäten (↑ Necrobiosis lipoidica). Die Dermatose tritt ohne erkennbare Anlässe auf und heilt folgenlos.

CAPD

↑ Nephropathia diabetica

Chlorpropamid-Alkohol-Flush-Test

Der Sulfonylharnstoff Chlorpropamid führt gelegentlich in Zusammenhang mit Alkohol zu kutanen Reaktionen (Flush-Phänomen). Dieses Phänomen wurde in früheren Untersuchungen fälschlich als genetischer Diabetes-Marker gewertet. Heute ist dieser Test nicht mehr gebräuchlich.

Chylomikronen

Lipoproteinpartikel, die in den Mukosazellen des oberen Dünndarms gebildet werden und dem Transport der mit der Nahrung zugeführten Triglyzeride dienen. Die Chylomikronen bestehen fast ausschließlich aus Triglyzeriden und gelangen über Lymphbahnen (Ductus thoracicus) ins Blut, wo sie unter Beteiligung der Lipoprotein-Lipase mit einer Halbwertzeit von nur wenigen Minuten zu sog. Remnants abgebaut werden. In der Lipoprotein-Elektrophorese bleiben Chylomikronen an der Auftragsstelle liegen.

Coma diabeticum

Schwere Stoffwechselentgleisung bei Diabetes mellitus mit Bewußtlosigkeit. Die Letalität liegt auch heute noch bei etwa 6–10%. Bei nicht vollständiger Bewußtlosigkeit liegt ein Praecoma diabeticum vor. Die Unterteilung erfolgt in pathophysiologisch verschiedene Formen:

1. Ketoazidotisches Coma diabeticum

2. Nicht-ketoazidotisches, hyperosmolares Coma diabeticum

3. Laktazidotisches Coma diabeticum

Das ketoazidotische Coma diabeticum ist charakterisiert durch eine starke Hyperglykämie, positiven Ketonkörpernachweis im Urin, Blutazidose mit einem pH-Wert unter 7,2, einem erniedrigten Standardbikarbonat von unter 10 mmol/l und einer nur mäßig erhöhten Serumosmolarität.

Das hyperosmolare Coma diabeticum weist neben Hyperglykämie und massiver Hyperosmolarität keine Azidose, Ketonurie, jedoch häufig eine extreme Exsikkose auf.

Die Laktazidose bei Diabetikern, früher als Komplikation einer nichtindizierten Biguanid-Therapie bei gleichzeitig mit Sauerstoffmangel einhergehenden Erkrankungen häufig beobachtet, ist heute nach dem Verbot der Biguanide eine Rarität.

Grundlage der Therapie sind Flüssigkeitszufuhr, Insulinsubstitution, Elektrolytausgleich und die allgemeine Intensivüberwachung mit der Behandlung weiterer begleitender Komplikationen.

Coma diabeticum, hyperosmolares

↑ Coma diabeticum

Coma diabeticum, ketoazidotisches

↑ Coma diabeticum

Cotton wool spots

Kleinfleckige helle Exsudate als Zeichen früher Retinaveränderungen, die auf eine baldige Verschlechterung bzw. auf den Beginn einer proliferativen Retinopathie hinweisen können (↑ Retinopathia diabetica).

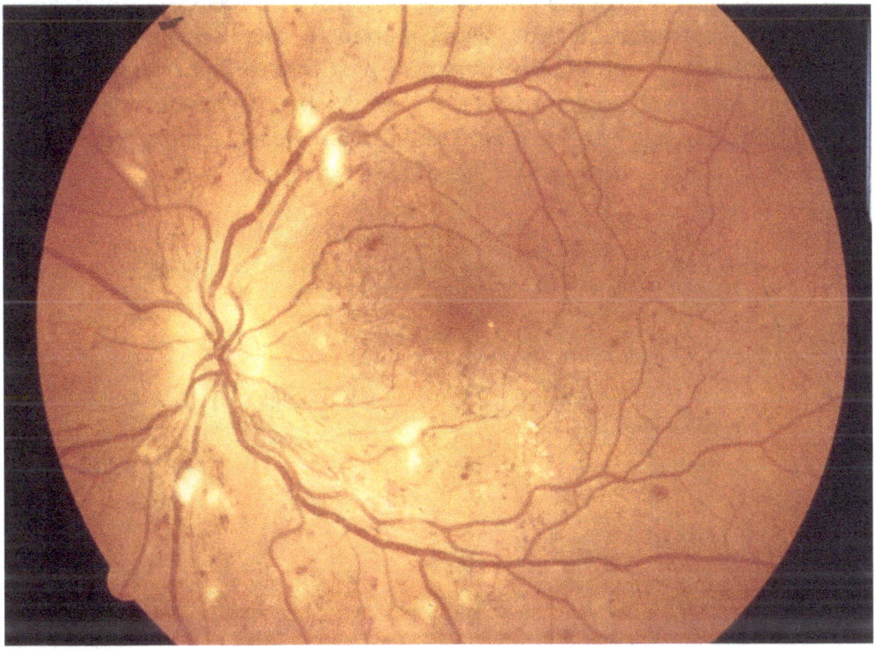

Retinopathie

C-Peptid

Molekülteil des ↑ Proinsulins, der bei der Insulinbiosynthese in der Beta-Zelle des Pankreas von der 81 Aminosäuren enthaltenden Molekülkette durch pepsinähnliche Enzyme abgespalten wird. Es verbleibt das zweikettige biologisch aktive Insulin und als „Abfallprodukt" das C-Peptid in äquimolarer Konzentration im Blut. Das C-Peptid ist chemisch bestimmbar im peripheren Blut (mittels Radio-Immuno-Essay) und erlaubt direkte Rückschlüsse auf die Insulineigenproduktion beim Diabetes. Diese Frage ist wichtig für Grenzfälle mit beginnendem Insulinfremdbedarf, um die Umstellung von oraler auf Insulintherapie rechtzeitig vorzunehmen.

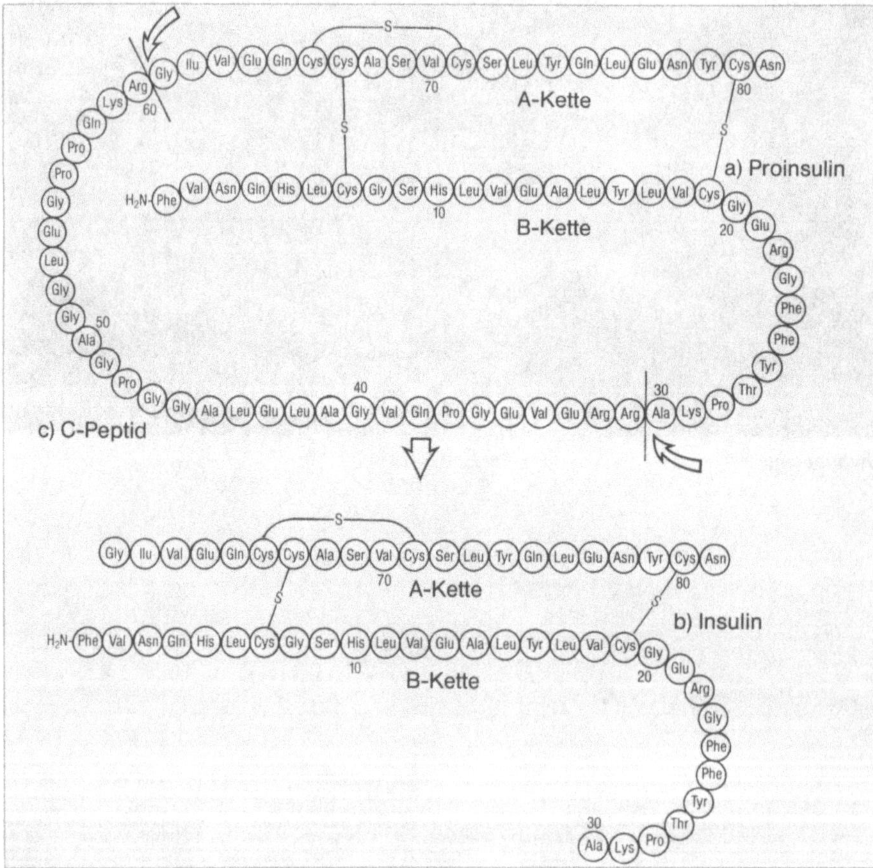

Primärstruktur von Proinsulin und Insulin (Rind). Proinsulin wird zunächst in Form dieser einen Peptidkette synthetisiert (a), woraus dann durch proteolytische Spaltung das doppelkettige Insulinmolekül (b) entsteht. Insulin wie auch das entstandene C-Peptid (c) werden in äquimolaren Mengen ins Blut abgegeben (nach C. Nolan et al.: J. Biol. Chem. 246, 2780 (1971).

CSII (kontinuierliche subkutane Insulin-Infusion)

Verfahren der Insulin-Applikation mit Hilfe einer programmierbaren Insulinpumpe. Die Pumpenfunktion besteht einmal in der Möglichkeit, kontinuierlich eine Basalrate Insulin zu applizieren, zum anderen darin, einen zu den einzelnen Mahlzeiten variablen Insulin-Bolus zu geben. Da die Insulin-Basalrate diurnale Schwankungen aufweist (Dawn-Phänomen), können bei gewissen Pumpen auch tageszeitlich unterschiedliche Basalraten programmiert werden.

Die CSII ist die zur Zeit beste Methode, um auch bei konventionell nicht ausreichend einstellbaren Diabetikern eine nahezu normale Blutzuckereinstellung zu erreichen. Indikationen sind kurzfristig schwere lokale Infektionen, mittelfristig eine vorliegende oder geplante Gravidität, diabetische Neuropathie sowie Gangrän, langfristig grundsätzlich für Diabetiker, die die Pumpentherapie wegen ihres Berufslebens oder ihrer allgemeinen Lebensweise bevorzugen.

Voraussetzung für eine CSII sind Kooperationsbereitschaft des Patienten mit intensiver Schulung, Training unter stationären Bedingungen mit der Möglichkeit einer ambulanten Betreuung durch diabetologische Spezialisten. Ungeeignet für eine CSII sind unzuverlässige Diabetiker mit schlechter Motivation, Psycholabilität, weit fortgeschrittenem diabetischem Spätsyndrom, weiterhin Diabetiker mit autonomer Neuropathie, die Hypoglykämien nicht bemerken (↑ NIS).

Cyclamat

Süßstoff zur „Befriedigung des Süßungsbedürfnisses" (Mehnert). Im Gegensatz zu Zuckeraustauschstoffen muß der Süßstoff in die Diätberechnung nicht einbezogen werden, da er völlig kalorienfrei ist. Außerdem hat Cyclamat keinen Einfluß auf den Insulinbedarf. Es gilt nach wie vor als unbedenkliche Substanz, wenn auch in den letzten Jahren immer wieder toxikologische und onkologische Bedenken erhoben wurden, letztere vor allem bei extremer Dosierung im Tierversuch. Bei allgemein üblicher Tagesmenge zwischen 5–15 mg/kg Körpergewicht ist Cyclamat mehr eine Geschmackshilfe als ein Risiko (↑ Aspartam, ↑ Saccharin).

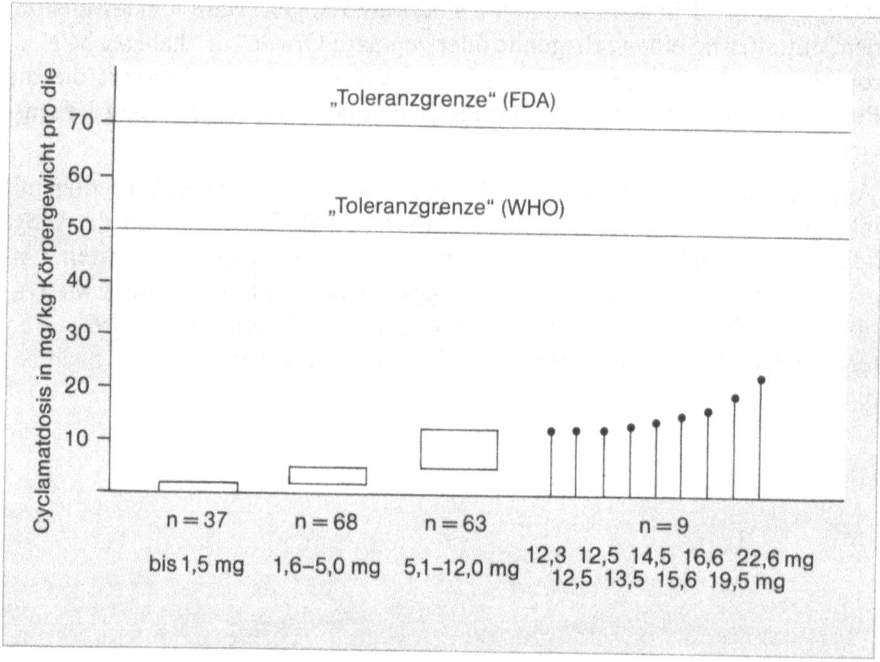

Cyclamat pro kg Körpergewicht

Dawn-Phänomen

Bei einem erheblichen Teil der insulinabhängigen Diabetiker in den frühen Morgenstunden vorkommender Mehrbedarf an Insulin mit konsekutiver Hyperglykämie. Zum Teil wird das Dawn-Phänomen mit dem Anstieg kontrainsulinärer Hormone in enge Beziehung gebracht, vornehmlich mit einem STH-Anstieg (Somatotropin) und damit vermehrter hepatischer Glukoneogenese. Therapeutisch wird das Dawn-Phänomen entweder durch intensivierte konventionelle Insulingaben oder durch die Anwendung kontinuierlicher Insulininfusionen mittels Pumpen günstig beeinflußt.

Depotinsulin, langwirkendes

Verzögerungs-Insulinzubereitungen mit im Vergleich zu den ↑ Intermediär-Insulinen extrem verlängerter Wirkungsdauer (mehr als 24 Stunden). Langwirkende Depotinsuline sind neutrale, trübe Suspensionen von kristallisiertem Insulin, teilweise unter Zusatz von amorphem Insulin. Sie kommen wegen ihres Wirkprofils nur selten zur Anwendung (↑ Verzögerungsinsulin).

Des-Phe-Insulin

Modifiziertes Insulin, das durch spezifische chemische Abspaltung der 30. Aminosäure der B-Kette (Phenylalanin) entsteht. Neben seinem vorteilhaften immunologischen Verhalten (geringere Bindung am Insulin-Antikörper und daher bei Insulinallergie und Resistenz offenbar besser wirksam) erweist sich Des-Phe-Insulin physikalisch-chemisch besonders stabil. Es kann daher mit kristallinem Insulin gemischt werden mit dem Effekt der Verzögerung ohne Zugabe von Depot-Hilfsstoffen. Im klinischen Versuch lassen sich damit Dosisverminderungen des Insulins erreichen.

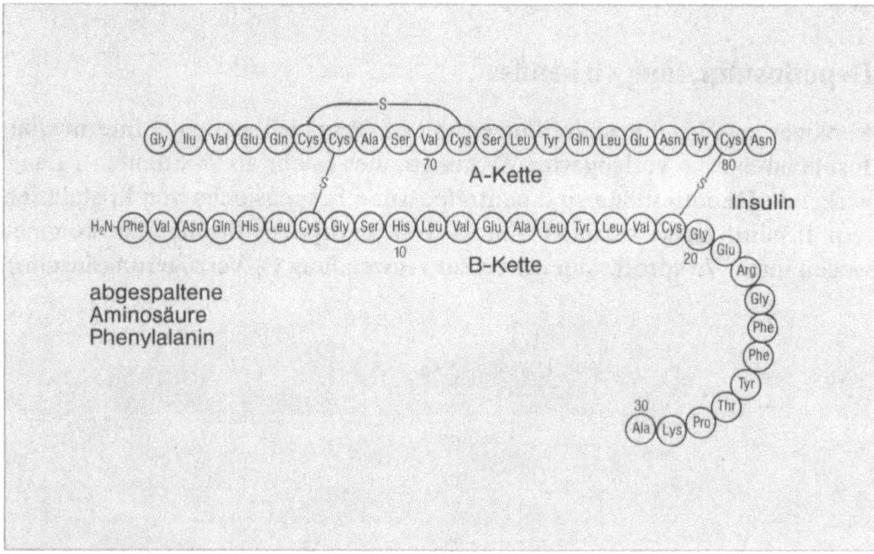

Wird an der B-Kette des Insulinmoleküls die endständige Aminosäure Phenylalanin abgespalten, so entsteht das DES-PHE-Insulin, hier als Schweineinsulin in der Struktur, welches ähnliche Wirkungen hat wie das Humaninsulin und offensichtlich galenisch einige Vorteile gegenüber den früheren Zubereitungen. Es wird mittlerweile nicht mehr generell eingesetzt.

Diabète gras

Von Lancereaux geprägte Bezeichnung für den ↑ Typ-II-Diabetes.

Diabète maigre

Bezeichnung für den ↑ Typ-I-Diabetes.

Diabetesdiät, Grundsätze

Kontrollierte, den ernährungsphysiologischen und pathophysiologischen Bedingungen des diabetischen Stoffwechsels angepaßte Dauerdiät, die auch den individuellen Bedürfnissen des Ruhe- und Arbeitsstoffwechsels des Diabetikers gerecht werden muß. Prinzipiell erhalten übergewichtige Typ-II-Diabetiker eine Reduktionsdiät, normgewichtige Typ-II-Diabetiker eine gewichtserhaltende Diät und Typ-I-Diabetiker eine stoffwechselstabilisierende Diät.

Schnell resorbierbare und konzentrierte Zucker sind zu meiden, ballaststoffreiche Oligo- und Polysaccharide zu bevorzugen. Die Kohlenhydrate werden auf täglich regelmäßig 5–6 Mahlzeiten verteilt. Die Nährstoffrelation zwischen Kohlenhydrat, Fett und Eiweiß beträgt 40–45 : 40–35 : 20%. Bei gleichzeitig vorliegender Fettstoffwechselstörung ist eine Modifikation der Fettzufuhr empfehlenswert.

Die Bewertung der Diätregeln ist bei Typ-I- und Typ-II-Diabetes verschieden und aus der folgenden Tabelle zu entnehmen:

	Typ-I-Diabetes (in der Regel normgewichtig)	Typ-II-Diabetes (in der Regel übergewichtig)
Verteilung der Kohlenhydrate auf möglichst viele Mahlzeiten	++	(+)
Kalorienrestriktion	–	++
konstante Essenszeiten	++	–
Modifikation der Fettzufuhr	–	+

– = unbedeutend, + = geringe Bedeutung, ++ = große Bedeutung

Diabctid

Sammelbegriff für unspezifische Hauterkrankungen bei Diabetes mellitus wie Ekzeme, Furunkulose und andere Infektionen.

Diabetischer Fuß

Häufige Befundkonstellation lokaler Läsionen am Fuß des Langzeitdiabetikers: Hautverfärbungen, Deformation, Atrophie der Haut, geschwundenes subkutanes Fettgewebe und Verminderung der peripheren Pulsqualität. Ätiologisch kommen vor allem in Frage Angiopathie (große und kleine Gefäße), Neuropathie, Infektion (Bakterien und Pilze) und Traumen (mechanische und thermische sowie chemische Irritationen). Besonders fortschreitende entzündliche Veränderungen im Rahmen der Durchblutungsstörungen führen zu erheblichen Komplikationen. Die Früherkennung des diabetischen Fußes ist daher wichtig für die korrekte Diabetesführung durch den Arzt.

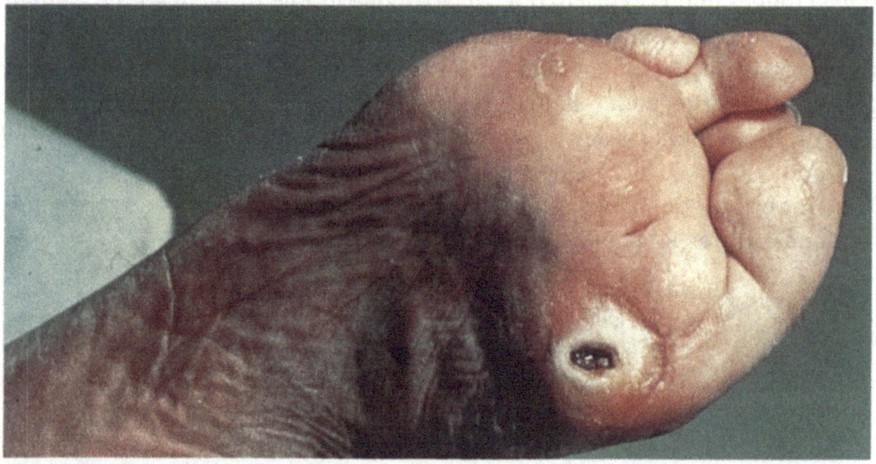

Mal perforans

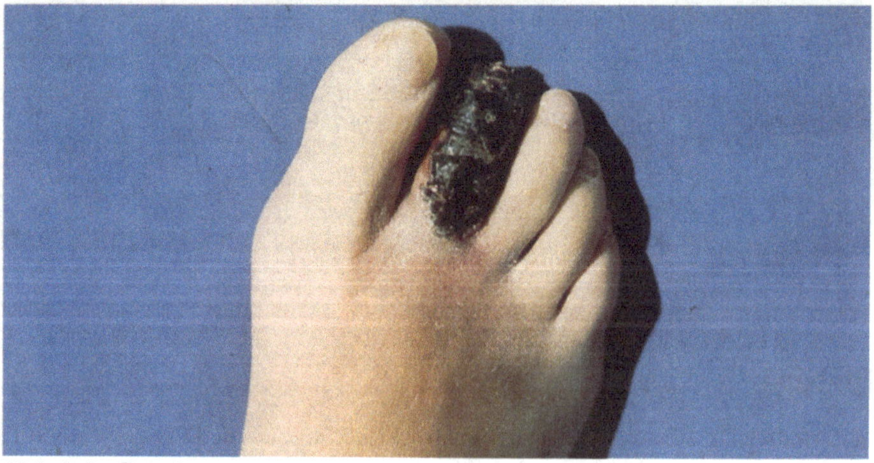

Diabetische Gangrän

Diabetogene Faktoren

Klinische Befunde und Faktoren, die eine Manifestation eines Diabetes fördern. Der häufigste diabetogene Faktor ist die überkalorische Ernährung mit der Folge einer Übergewichtigkeit über viele Jahre. Seltenere Faktoren mit diabetesauslösender Potenz sind Erkrankungen wie Akromegalie (Somatotropinüberhöhung) und M. Cushing (vermehrte Kortikoide im Blut), Schwangerschaft bei entsprechender genetischer Disposition, Leberzirrhose mit Verschlechterung der Insulinkinetik (↑ Insulinresistenz). Diabetesfördernde Substanzen sind z. B. ↑ Thiazid-Diuretika sowie orales Kortison und hochdosierte Thyroxinbehandlung (diabetogene Noxen).

Diättherapie bei Hyperlipoproteinämie

Die diätetische Beeinflussung von Fettstoffwechselstörungen kann durch verschiedene Maßnahmen erreicht werden:

1. Maßnahmen, die allgemein lipidsenkend wirken

2. Maßnahmen zur Senkung des Cholesterinspiegels

3. Maßnahmen zur Senkung der Serumtriglyzeride

1. Allgemein lipidsenkend wirken eine Verminderung der Energiezufuhr mit dem Ziel der Gewichtsnormalisierung sowie die Anreicherung der Nahrung mit Ballaststoffen.

2. Cholesterinsenkend ist der Austausch von mehrfach ungesättigten Fetten durch polyensäurereiche Fette mit Erhöhung des ↑ P/S-Quotienten auf über 1, die Begrenzung der täglichen Cholesterinzufuhr auf unter 300 mg/Tag sowie die Senkung der Fettzufuhr auf etwa 30% der Gesamtkalorien und die Bevorzugung von pflanzlichem gegenüber tierischem Eiweiß in der Ernährung.

3. Triglyzeridsenkend wirken eine mono- und disaccharidarme Kost entsprechend der Diabetes-Diät sowie Alkoholkarenz und beim Vorliegen einer Hyperchylomikronämie Austausch der Fette mit langkettigen Fettsäuren durch solche mit mittelkettigen Fettsäuren.

DNA-Rekombinationstechnik (desoxyribonucleic acid)

Zukunftsweisendes Herstellungsverfahren für heterologes Human-Insulin unter Zuhilfenahme von Bakterien und Vermehrungstechniken von Viren und Virusteilen. Dabei wird die Nukleotidsequenz, die dem Insulin entspricht, mit dem DNA-Molekül eines Plasmiden oder Virus rekombiniert und diese anschließend in eine Wirtszelle, z. B. das Bakterium Escherichia coli, eingebracht. Die Wirtszelle wird dadurch veranlaßt, die rekombinierte DNA ständig zu produzieren (Replikation, Cloning). Es entsteht also laufend das Protein, das in der DNA verschlüsselt vorlag. Durch besondere Extraktionverfahren wird das heterologe Human-Insulin aus der Wirtszelle herausgelöst und steht nach Reinigung für die Diabetestherapie zur Verfügung.

Downregulation

Beschreibung für den zahlenmäßigen Rückzug der ↑ Insulinrezeptoren infolge vermehrter Freisetzung körpereigenen Insulins (langfristig überhöhte Insulinspiegel). Durch den peripheren Insulinüberschuß verkümmern die Insulinrezeptoren, so daß nicht mehr ausreichend Insulin in die Zelle eingeschleust wird. Es kommt zum Anstieg des Blutzuckers und zur späteren Manifestation des Diabetes. Die Downregulation der Insulinrezeptoren läßt sich nach heutigen Erkenntnissen am besten durch Gewichtsabnahme unter kohlenhydratarmer, die Insulinspiegel reduzierender Kost rückgängig machen (↑ Rezeptordefekt).

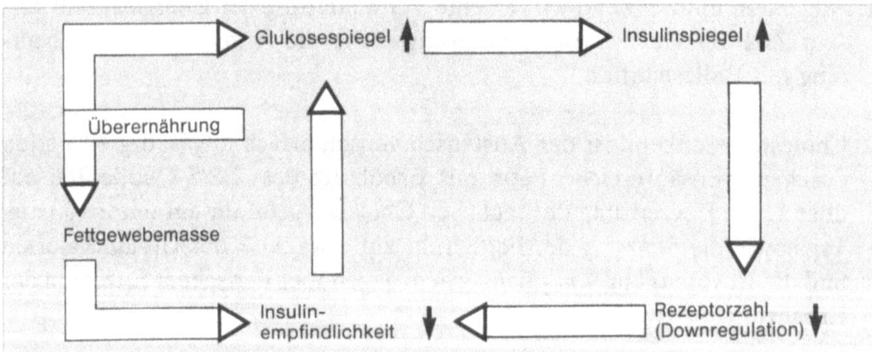

Zuckerkrank trotz hoher Insulinspiegel: Das Rätsel der Insulinresistenz beim Übergewichtsdiabetes ist gelöst. Es beruht auf einer Verkleinerung der Zahl der Insulinrezeptoren infolge überernährungsbedingtem glukosestimuliertem Hyperinsulinismus mit dem Effekt verschlechterter Insulinempfindlichkeit. Auch Postrezeptordefekte werden als mögliche Ursache diskutiert. Dies läßt den Blutzucker weiter steigen.

Dumping-Syndrom

↑ Hypoglykämie

D-Zellen

Im Vergleich zu den Alpha- und Beta-Zellen seltener dritter Zelltyp des Langerhansschen Inselzellapparates. Ob die D-Zellen außer der Somatostatinsekretion noch eine weitere Funktion haben, ist noch unbekannt.

Einstellungskriterien, diabetische
(in Anlehnung an Deutsche Diabetes-Gesellschaft)

Allgemeine Richtlinien zur Beurteilung der Güte der diabetischen Stoffwechsellage mit dem Ziel, vor allem die Entstehung vaskulärer Komplikationen hinauszuzögern oder zu verhindern. Es ist unbestritten, daß das Auftreten von Spätschäden wesentlich durch die Dauer und das Ausmaß der Hyperglykämie bestimmt wird.

Eine optimale Einstellung liegt vor, wenn

1. die Blutglukosespiegel normal bzw. nahe normal sind, also bei Messung im kapillären Blut zwischen 90 und 160 mg/dl liegen,
2. keine Glukosurie vorliegt,
3. Normalgewicht vorliegt,
4. das HbA_{1c} unter 6,5% beträgt,
5. keine schweren Hypoglykämien auftreten.

Hyperglykämien sollen möglichst eine Ausnahme sein und nur kurzfristig auftreten. Leichte, schnell bemerkte Hypoglykämien werden toleriert bei gut geschulten Diabetikern.

Risikogruppen für Hypoglykämien:

1. Patienten, bei denen Hypoglykämien asymptomatisch auftreten
2. Patienten mit proliferativer Retinopathie
3. Patienten mit frischen Netzhautblutungen
4. Patienten mit therapiebedürftigen Herzrhythmusstörungen
5. Patienten mit Zerebralsklerose

Ernährungsanamnese

Erhebung der qualitativen und quantitativen Ernährungsgewohnheiten insbesondere von Adipösen durch Befragen mit dem Ziel, den individuellen Energiebedarf einzuschätzen sowie mögliche Ernährungsfehler aufzudecken.

Ernährungsprotokoll

Vollständige Aufzeichnungen der individuellen qualitativen und quantitativen Ernährungsgewohnheiten durch den Probanden über einen gewissen Zeitraum mit dem Ziel, nach fachkundiger Auswertung z. B. durch eine Ernährungsberaterin den Energieverbrauch des Probanden einzuschätzen sowie mögliche Diätfehler aufzudecken. Die Aussagefähigkeit eines Ernährungsprotokolls hängt wesentlich von der Sorgfalt sowie den Fähigkeiten des Protokollanten ab, allgemeine küchentechnische Maße, Mengen und Gewichte von Getränken und Nahrungsmitteln richtig einzuschätzen. Erfahrungsgemäß werden die Aufzeichnungen mit der zeitlichen Dauer immer zuverlässiger.

Erwachsenendiabetes

Gemäß WHO-Definition (1980) im Unterschied zum Typ I (juveniler Diabetes) als Typ II bezeichnet, wobei II a ohne und II b mit Übergewicht bedeutet. In der Mehrzahl der Fälle, besonders in den frühen und mittleren Stadien, handelt es sich um den nicht-insulinbedürftigen Diabetes mellitus (NIDDM), erst in den Spätstadien mit zunehmender Erschöpfung der Langerhansschen Inselzellen entwickelt sich ein insulinbedürftiger Diabetes mellitus (IDDM), der die gleichen ↑ Einstellungskriterien wie der Typ-I-Diabetes hat (↑ Typ-II-Diabetes mellitus).

Erythrozytenstarre

Beim Diabetes häufig gemachte Beobachtung der verschlechterten Verformbarkeit der roten Blutkörperchen mit der Folge einer viskositätsbedingten Blutzirkulationsstörung, die sich zum Stenoseeffekt der Atherosklerose addiert und somit die klinischen Zeichen der Angiopathie verstärkt. Ursache für die Erythrozytenstarre ist ein erhöhter Gehalt an HbA_{1c} infolge Hyperglykämie. Somit wird erklärbar, warum optimale Stoffwechselführung auch langzeitig gute Durchblutungsverhältnisse gewährleistet.

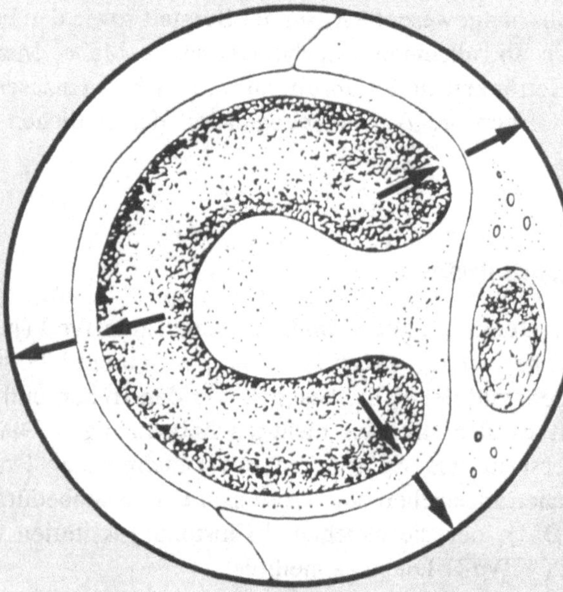

Erythrozytenverformung in einer Kapillare. Die Pfeile markieren den Kontaktdruck auf die Gefäßwand.
McMillan, D. E., N. G. Utterbeck und J. La Puma: Diabetes 27, 895 (1978).

Familiarität

Der Typ-I- und Typ-II-Diabetes sind zwei ätiologisch verschiedene Erkrankungen. Wie Untersuchungen an Familien und Zwillingsstudien ergeben haben, ist der Typ-II-Diabetes viel stärker genetisch determiniert als der Typ-I-Diabetes. Bei Manifestation eines Typ-II-Diabetes unter 40 Jahren muß in den meisten Fällen ein autosomaldominanter Erbgang angenommen werden.

Fettleber

Häufige, aber nicht diabetestypische Erkrankung der Leber mit grob- bis mitteltropfiger Verfettung, die eng mit dem Grad der Übergewichtigkeit korreliert, ohne daß sich diabetesspezifische Fetteinlagerungen nachweisen lassen. Die Steatose des Zuckerkranken ist der typische Befund einer Mastfettleber: Durch Kohlenhydrat- und Insulinüberangebot wird die Lipogenese stimuliert mit dem Effekt einer vermehrten Fettablagerung in die Leberzelle. Dieser Vorgang ist auch ohne Diabetesmanifestation möglich und beruht in der Regel auf Alkoholabusus.

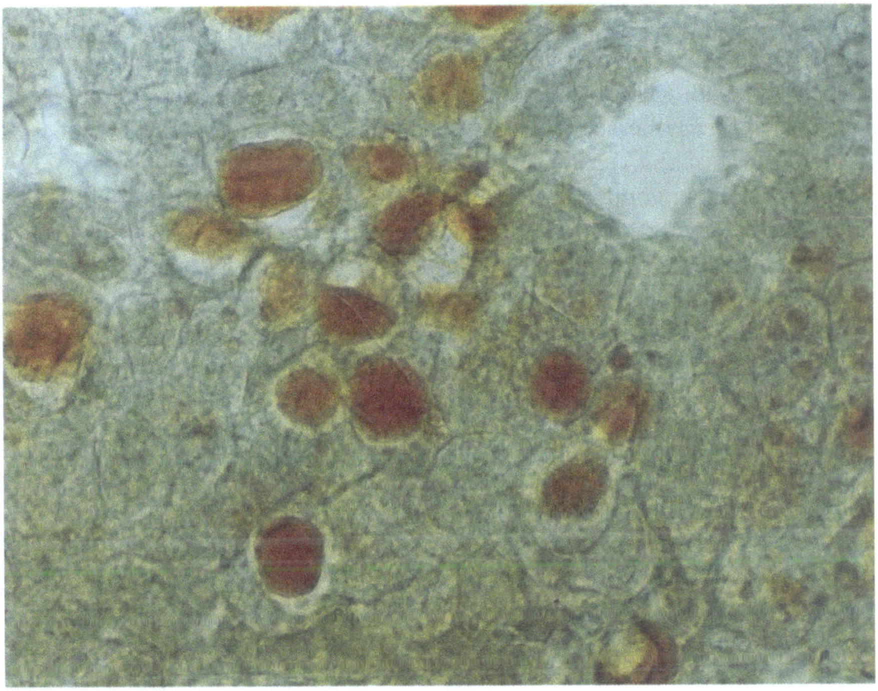

Fettleber, histologisch

Fettsäuren

Carbonsäuren unterschiedlicher Kettenlänge und Absättigung, die in gesättigte, einfach und mehrfach ungesättigte Fettsäuren eingeteilt werden.

Gesättigte Fettsäuren		Zahl der Doppelbindungen
Myristinsäure	$C_{14} H_{28} O_2$	keine
Palmitinsäure	$C_{16} H_{32} O_2$	keine
Stearinsäure	$C_{18} H_{36} O_2$	keine
Arachinsäure	$C_{20} H_{40} O_2$	keine
Ungesättigte Fettsäuren		
Palmitoleinsäure	$C_{16} H_{30} O_2$	eine
Ölsäure	$C_{18} H_{34} O_2$	eine
Linolsäure	$C_{18} H_{32} O_2$	zwei
Linolensäure	$C_{18} H_{30} O_2$	drei
Arachidonsäure	$C_{20} H_{32} O_2$	vier

Fettsucht

Schwere Form der Übergewichtigkeit mit mehr als 25% Übergewicht nach der ↑ Broca-Formel, meist verknüpft mit einem Insulinüberschuß, einer gesteigerten Insulinantwort auf Glukosereiz, einer verminderten Glukosetoleranz und später hoher Diabetesinzidenz. Unter morphologischer Sicht wird die hyperplastische (Vermehrung der Fettzellenzahl) von der hypertrophen Form (Größenzunahme der einzelnen Fettzelle) unterschieden. Beim Menschen ist die hypertrophe Form von besonderer Bedeutung. Gewöhnlich entwickeln sich im Rahmen einer Fettsucht zusätzliche Gesundheitsstörungen wie Fettstoffwechselstörungen, Hyperurikämie, arterielle Hypertonie, Herzmuskelinsuffizienz und degenerative Skelettveränderungen. Makroskopisch einfach zu diagnostizierender Ernährungsfehler mit meist hereditärer Komponente (familiäre Fettsuchtformen).

Fluoreszenz-Angiographie

Mit Fluoreszeinnatrium-Lösung sichtbar gemachte Gefäßzirkulation. Besonders bei der ophthalmologischen Beurteilung des Augenhintergrundes gängiges Verfahren zur Aufdeckung gestörter Hämodynamik mit Läsionen des Kapillarbetts und Schäden der Netzhaut bei Gefäßerkrankungen (↑ Microangiopathia diabetica).

Flush-Phänomen

↑ Chlorpropamid-Alkohol-Flush-Test

Frühdiagnose

Erkrankungsnachweis vorwiegend mit laborchemischen Methoden, noch bevor die klassischen Manifestationssymptome wie Polydipsie, Polyurie und Gewichtsverlust auftreten. Man bedient sich vorzugsweise der Blutzuckerbestimmung, wobei der Nüchternwert wenig aussagefähig erscheint, vor allem in den Grenzbereichen bis 120 mg/dl. Der orale Glukosetoleranztest (oGTT) mit 100 g Glukose und Glukosebestimmung nüchtern, 1, 2 und 3 Stunden nach dem Probetrunk hat sich als gängiges Prüfverfahren erwiesen, um die Verdachtsdiagnose „Diabetes mellitus" zu erhärten oder zu widerlegen. Bei grenzwertigem Resultat des oGTT sollte der Begriff „latenter Diabetes mellitus" zugunsten der Bezeichnung „pathologische Glukosetoleranz" fallengelassen werden, weil sich die Inzidenz eines Diabetes nicht parallel zur Häufigkeit dieser Stoffwechselstörung hat nachweisen lassen. Die Indikation zur Frühdiagnostik des Diabetes mellitus ist gegeben bei

1. starkem Übergewicht,
2. Hypertonie,
3. Fettstoffwechselstörung,
4. Fettleber ohne erkennbare äthylische Ursache,
5. häufigen Infektionen der Haut, schlecht heilenden Wunden.

Frühdiagnose

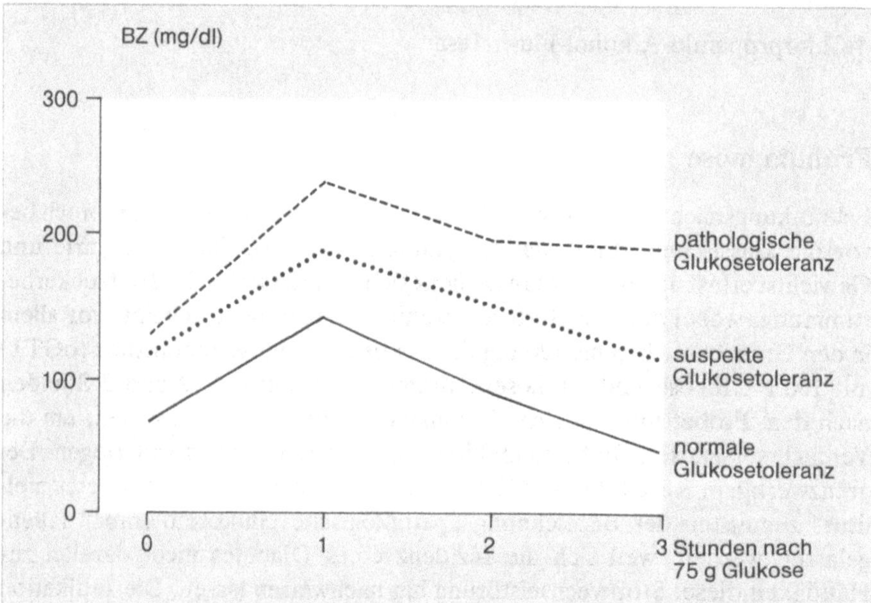

Blutglukosewerte 1 Stunde nach 75 g Glukose oral von mehr als 180 mg/dl und nach 2 Stunden von mehr als 140 mg % gelten als suspekt auf eine Glukoseintoleranz, bedingen allerdings noch keine Diabeteserkrankung. Sie sind allerdings ein Hinweis auf eine sich möglicherweise entwikkelnde diabetische Stoffwechsellage. Pathologische Glukosetoleranz liegt dann vor, wenn die Einstundenwerte 220 mg % und die Zweistundenwerte 180 mg % deutlich übersteigen, so daß hier von einer diabetischen Stoffwechsellage gesprochen wird. Aufgetragen sind die Blutzuckerwerte mit unterschiedlichem Ausgang nach 75 g Glukose oral in flüssiger Form, abgenommen 1, 2, 3 Stunden nach Zufuhr.

Früherkennung

Die möglichst frühzeitige Diagnose einer diabetischen Stoffwechsellage, wozu zwei unterschiedliche Ansätze mit verschiedenen Zielen verfolgt werden:

1. Erkennung von Probanden mit manifestem Diabetes mellitus vor dem Auftreten typischer klinischer Symptome oder Spätschäden mit Hilfe von sog. Screening-Verfahren.
2. Die Suche nach Stadien der Zuckerkrankheit, die vor der eigentlichen Manifestation liegen, z. B. Probanden mit gestörter Glukosetoleranz, früher als subklinischer, chemischer oder asymptomatischer Diabetes bezeichnet.

Gastric inhibitory polypeptide (GIP)

Einzig bekanntes, zuverlässig radioimmunologisch meßbares Dünndarmhormon, das nach oraler Glukosegabe sezerniert wird und in physiologischen Konzentrationen die Insulinsekretion stimuliert. Andere Darmfaktoren wie Gastrin, Cholezystokinin, Sekretin werden durch enterale Glukose nicht stimuliert und wirken, wenn überhaupt, nur in unphysiologisch hohen Konzentrationen insulinotrop.

Genetik

↑ Familiarität

Gestationsdiabetes

↑ Schwangerschaftsdiabetes

Gestose

↑ Schwangerschaftskomplikationen

Glomerulosklerose

Histologische Bezeichnung für eine progressive Verdickung der Basalmembran der Glomerula beim Langzeitdiabetes, verursacht durch Ablagerungen von Eiweißbruchstücken mit dem Effekt einer gestörten Durchlässigkeit der Membranen bei der Ultrafiltration des Primärharns. Es resultiert langfristig eine fortschreitende Niereninsuffizienz mit persistierender Eiweißausscheidung im Urin (Kimmelstiel-Wilson-Syndrom). Die Entwicklung der diabetischen Glomerulosklerose scheint schicksalhaft vorprogrammiert und nach bisherigen Erkenntnissen nicht direkt abhängig zu sein von der Güte der Stoffwechselführung. Im feingeweblichen Bild unterscheidet man die noduläre von der diffusen Form der hyalinen Wandverdickung der Basalmembranen; das hyaline Material findet sich vorwiegend im Mesangium.

Nach Kimmelstiel ist die diabetische Glomerulosklerose Teil einer systematisierten Mikroangiopathie, die auf einer Funktionsstörung der den Stoffwechsel und die Dicke der Kapillarmembran regulierenden Zellen beruht. Diese werden in den Glomerula als Mesangiumzellen bezeichnet (Teil der Basalmembran).

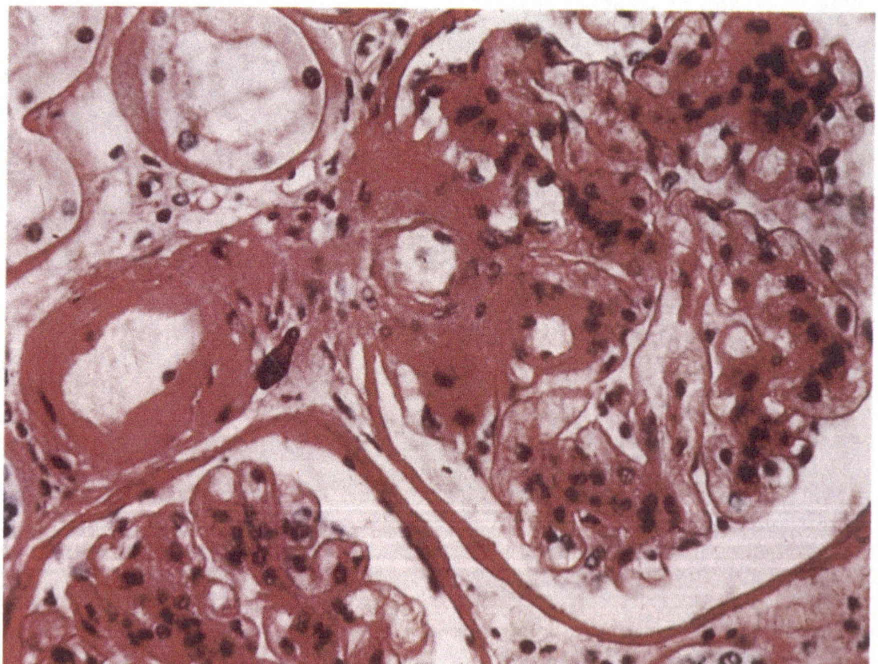

Glomerulumschaden

Glukagon

Von McLeod 1922 im Pankreasextrakt entdecktes Hormon mit hyperglykämisierender Wirkung. Bildungsstätte sind die A-Zellen der Langerhansschen Zellinseln. Glukagon besteht aus einer Sequenz von 29 Aminosäuren mit einem Molekulargewicht von 3485 Dalton. Als Gegenspieler des Insulins sind folgende physiologische Wirkungen bekannt:

1. Steigerung der Glykogenolyse
2. Steigerung der Glukoneogenese
3. Steigerung der Lipolyse (Ketogenese)
4. Steigerung des Katabolismus (?)

Zustände mit Glukagonmangel:

Idiopathischer Glukagonmangel (McQuarrie-Syndrom)
Zustand nach Pankreatektomie
Fettsucht (?)
Pankreatitis

Zustände mit Glukagonüberschuß:

Glukagonproduzierende Tumoren (Glukagonom)
Diabetes mellitus (besonders mit Ketoazidose)
Hyperlipoproteinämie
Streßsituationen (Infekte, Traumen, Operationen usw.)
Muskelarbeit
Hungerzustand (Fasten)

Therapeutisch wird Glukagon zur Beseitigung von Hypoglykämien eingesetzt.

Glukokinase

Schlüsselenzym des Zuckerstoffwechsels, das das Glukosemolekül unter Verwendung des energiereichen ATP (Adenosintriphosphat) zu Glukose-6-phosphat phosphoryliert. Bei Diabetes, Hunger und kohlenhydratfreier Kost ist dieses Enzym mengenmäßig vermindert, seine Aktivität läßt sich durch Kohlenhydrate und Insulin erheblich steigern.

Glukoneogenese

Glukoseneubildung vor allem in Leber und Niere ohne Verwendung von Kohlenhydratausgangssubstanzen aus glukoplastischen Aminosäuren (Eiweißbaustoffe, die zu Glukose umgewandelt werden können). Der Vorgang ist hormonell gesteuert und wird durch Insulinmangel erheblich aktiviert, was die Glukoseüberhöhungen des labilen Insulinmangeldiabetes erklärt. Bei Zufuhr von Insulin wird die Glukoneogenese gedrosselt, bei Gabe von Glukokortikoiden jedoch gesteigert auf Kosten des Eiweißhaushaltes (Katabolismus). Auch der Insulinantagonist Glukagon stimuliert die Glukoneogenese aus Pyruvat, Laktat und Aminosäuren. Die Neubildung erfolgt mittels Stoffwechselprodukten anderer Gewebe als Ausgangssubstanz, z. B. dem von Muskulatur und Erythrozyten produzierten Laktat, dem vom Fettgewebe freigesetzten Glyzin oder aus glukoplastischen Aminosäuren.

Glukonolakton

Chemisch definiertes Zwischenprodukt bei der spezifischen Bestimmungsmethode von Glukose unter Verwendung des Prinzips der Glukoseoxidase.

Prinzip

I. $\text{Glukose} + O_2 \xrightarrow{\text{Glukoseoxidase}} \text{Glukonolakton} + H_2O_2$

II. $H_2O_2 + \text{Donator-}H_2 \xrightarrow{\text{Peroxidase}} \text{Donator} + 2H_2O$

$\text{Glukose} + \text{Donator-}H_2 + O_2 \longrightarrow \text{Glukonolakton} + \text{Donator} + 2H_2O$

Glukosebelastungstest

↑ Glukosetoleranztest (oGTT)

Glukose-Homöostase

Durch komplexe Regelkreise sichergestellte Konstanz des Blutzuckerspiegels zwischen 60 und 100 mg/dl unabhängig von Nahrungszufuhr und Energieverbrauch. Bei der Nahrungsaufnahme sorgt Insulin für ein Auffüllen der Glykogenspeicher, bei überhöhtem Angebot von Kohlenhydraten wird zusätzlich Fett aufgebaut. Zwischen den Mahlzeiten wird der Glukosebedarf, insbesondere des zentralen Nervensystems, vorwiegend durch das Leberglykogen gedeckt. Hier kommt es zur ↑ Glykogenolyse, darüber hinaus zur ↑ Glukoneogenese. Auch nach 15stündigem Fasten werden dem ZNS, dem Muskel, dem Herzen und der Niere sowie dem Knochenmark zwischen 7–8 g/Stunde endogene Glukose bereitgestellt.

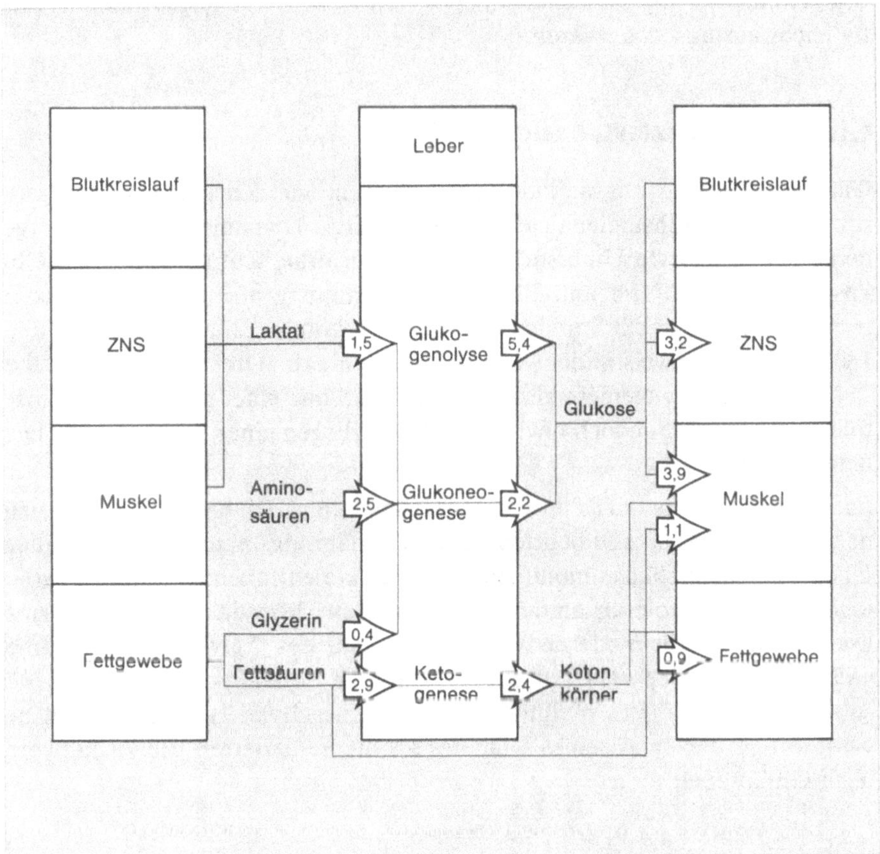

Glukose-Homöostase des Menschen nach 15 Stunden Fasten. Die Zahlen entsprechen Produktionsraten in Gramm pro Stunde, die mit Hilfe der Kathetertechnik an gesunden normalgewichtigen Probanden ermittelt wurden. (Unveröffentlichte Daten nach Dietze und Hepp 1973).

Glukosesensor

Möglichst implantierbarer Sensor zur permanenten Bestimmung der Blutglukose, der nach der enzymatischen Glukoseoxidase-Methode arbeitet. Durch das Enzym Glukoseoxidase (GOD) wird Glukose zu Glukonsäure und H_2O_2 oxidiert. Die dabei entstehenden minimalen elektrischen Impulse stehen zur Glukosediffusion an der Metallelektrode in direkter Beziehung. Glukosesensoren haben zur Zeit nach Implantation nur eine begrenzte Funktionsdauer von etwa 20 bis 800 Stunden, da die Glukosediffusion durch Thrombozytenaggregationen, Fibrinthromben sowie Abstoßungsreaktionen des Organismus gestört wird. Dieser Umstand schränkt ihre längere Anwendung beim Menschen, bei der ↑ CSII ein. Fortschritte werden möglicherweise Sensoren bringen, die wie Injektionsnadeln appliziert werden und gegebenenfalls relativ leicht austauschbar wären.

Glukosetoleranztest, oraler (oGTT)

Gängige Untersuchungsmethode zur Erfassung von Zuckerverwertungsstörungen in den Frühstadien des Diabetes mellitus. Dynamische, heute weitgehend standardisierte Untersuchungsmethode: orale Zufuhr von 100 g Glukose in gelöster Form und Blutzuckerbestimmung nüchtern vor Glukosetrunk sowie 1, 2 und 3 Stunden nach Glukosezufuhr. Einstundenwerte über 180 mg/dl und Zweistundenwerte über 140 mg/dl, Dreistundenwerte über 110 mg/dl gelten allgemein als verdächtig im Sinne einer gestörten Glukosetoleranz, beweisen jedoch noch nicht das Vorliegen einer Frühform des Diabetes mellitus.

Die Wertigkeit des oGTT in der Vorhersage eines Diabetes wird heute zunehmend einschränkend beurteilt, zumal Ernährungsfaktoren und vor allem Übergewicht erhebliche modifizierende Effekte entfalten. Meist sind pathologische Glukosetoleranzen durch kräftige Gewichtsreduktion völlig normalisierbar. Durch die moderne Nachweismethode des ↑ glykolysierten Hämoglobins verliert der oGTT darüber hinaus an Aussagekraft bezüglich des subklinischen Diabetes mellitus. Pathologische Glyko-Hb-Spiegel sind beweiskräftiger bezüglich eines Diabetes als die veränderten Blutzuckerwerte nach Glukosebelastung.

Glukosidase/Alpha-Glukosidase

↑ Glukosidase-Inhibition

Glukosidase-Inhibition

Neues Therapieprinzip bei allen Formen des Diabetes mellitus: Die stärke- und zuckerspaltenden Enzyme des Dünndarmepithels werden durch strukturähnliche Substanzen kompetitiv gehemmt, womit die Kohlenhydratresorption im Intestinum verzögert und in distale Darmabschnitte verlagert wird. Mit dem Prinzip der Resorptionshemmung am Dünndarm verfolgt man das Ziel, beim Zuckerkranken über den gesamten Tagesverlauf ein geglättetes Blutzuckerprofil ohne stark überhöhte postprandiale Spitzen der Blutglukose zu erreichen (↑ Acarbose).

Glukosurie

Ausscheidung von Glukose im Harn. Physiologisch ist der Harn zuckerfrei, bei einem Blutglukosespiegel von über 160 mg/dl (sog. Nierenschwelle für Glukose) scheiden die Nieren jedoch Glukose aus. Die Nierenschwelle für Glukose kann gelegentlich erhöht bzw. erniedrigt sein, wobei dann einerseits erst bei höheren, andererseits bereits bei niedrigeren Blutzuckerwerten als 160 mg/dl Urinzucker auftritt.

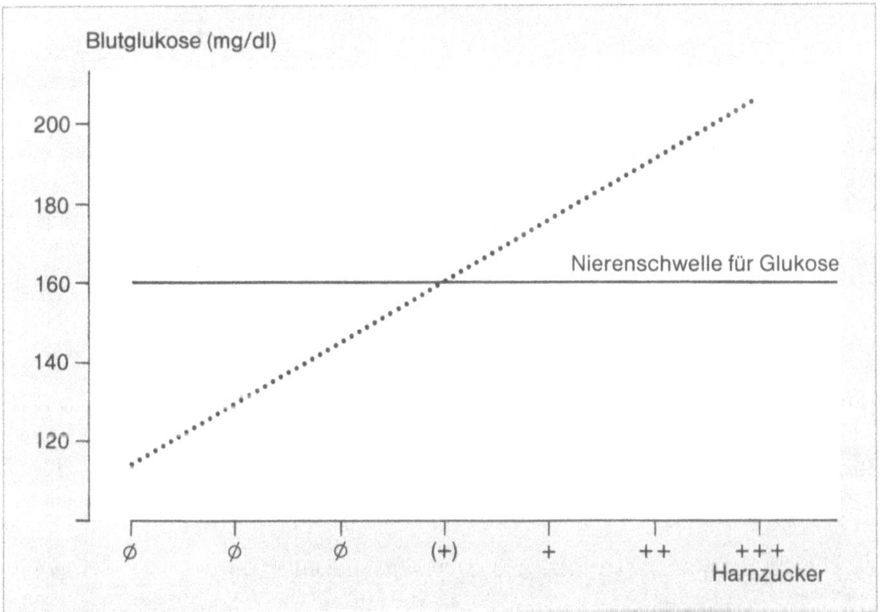

Schematische Darstellung einer steigenden Blutzuckergeraden. Bei einem Blutzuckerspiegel von mehr als 160 mg/dl (Nierenschwelle für Glukose) scheiden die Nieren Glukose aus.

Glukosyltransferase

Stoffwechselenzym, das Glukose an Glykoprotein bindet und wahrscheinlich bei der Entstehung von Basalmembranverdickungen (vorzugsweise Mesangium der Nierenglomerula) eine Schlüsselrolle spielt. Die Glukosyltransferase scheint durch Insulin in seiner Wirkung hemmbar zu sein, was das vorzugsweise Auftreten der Glomerulosklerose beim Insulinmangeldiabetes erklären könnte.

Glykämischer Index (glycaemic index, biologisches Kohlenhydrat-Äquivalent)

Einteilung der kohlenhydrathaltigen Nahrungsmittel nach ihrer blutglukosesteigernden Wirkung in Relation zu Glukose mit dem Ziel der Neustrukturierung der Diabetesdiät. Leider ist die Reproduzierbarkeit der bisherigen Untersuchungsergebnisse zum glykämischen Index wegen zahlreicher die postprandiale Blutglukoseregulation beeinflussender Faktoren gering, so daß seine praktische Anwendung sich nur zum Teil durchgesetzt hat.

Glykämischer Index – Maß für „langsame" und „schnelle" Kohlenhydrate (nach Jenkins et al.)

Freie Zucker und Disacharide	
– Maltose	105
– Glukose	100
– Saccharose	59
– Fruktose	20
Milchprodukte	
– Joghurt	36
– Eiscreme (zuckerfrei)	36
– Milch	34
Obst	
– Bananen	62
– Orangen	40
– Äpfel	39
Gemüse	
– Karottenbrei	92
– Kartoffelbrei	80
– Breite Bohnen	79
– Kartoffeln (neu)	70
– Erbsen (gefroren)	51
– Bohnen (getrocknet)	40
– Linsen	29
– Bohnen (Soja)	15
– Erbsen (getrocknet)	14–33
Getreideprodukte	
– Corn-flakes	80
– Brot (grau)	72
– Reis (weiß)	72
– Brot (weiß)	69
– Reis (braun)	66
– Müsli	66
– Haferbrei	49
– Spaghetti	42

Glykogenolyse

Hormonell gesteuerter Abbauvorgang des in der Leber gespeicherten Makromoleküls Glykogen („tierische“ Stärke). Unter dem Einsatz von Phosphorylasen wird Glukose gebildet. Glukagon scheint auf diese Phosphorylasen eine stimulierende Wirkung auszuüben.

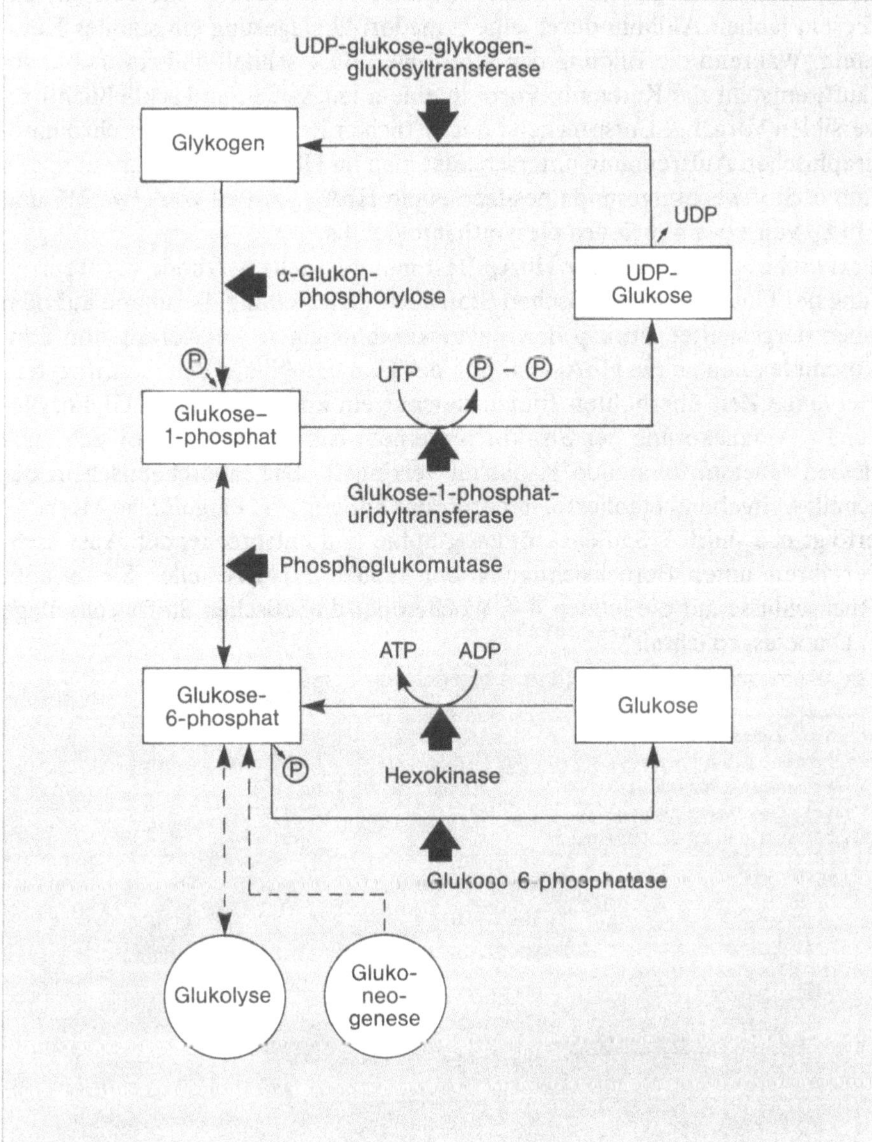

Glykolysiertes Hämoglobin (Glyko-Hb, HbA_l, $HbA_{la\text{-}c}$)

HbA_l ist das Produkt einer nichtenzymatischen Glykosylierungsreaktion, die langsam, aber kontinuierlich während der gesamten Erythrozyten-Lebensdauer abläuft. In einem zweiphasigen Vorgang wird zunächst die Aldehydgruppe des Glukosemoleküls in Form einer Schiffschen Base an eine Aminogruppe des Hämoglobins gebunden. In einem zweiten Schritt entsteht aus diesem labilen Aldimin durch eine Amadori-Umlagerung ein stabiles Ketoamin. Während die Bildung der Schiffschen Base schnell und reversibel abläuft, entsteht die Ketoamin-Form in einem langsamen und schließlich irreversiblen Vorgang. Entsprechend der zeitlichen Reihenfolge einer chromatographischen Auftrennung unterscheidet man im HbA_l die Komponenten a, b und c. Stoffwechselgesunde besitzen einen $HbA_{la\text{-}b}$-Anteil von etwa 2% und HbA_{lc} von etwa 4–6% des Gesamthämoglobins.
Praktische Anwendung der HbA_{lc}-Bestimmung: neue Methode zur Beurteilung der Güte einer diabetischen Stoffwechseleinstellung, beruhend auf dem oben dargestellten Prinzip der blutzuckerabhängigen Anlagerung von Glukosemolekülen an die HbA_l-Fraktion des Hämoglobins in den Erythrozyten. Bei lange Zeit überhöhten Blutzuckerspiegeln kommt es zur ↑ Glykosylierung („Verzuckerung der Strukturproteine") des Globins, wobei sich auch dessen sauerstoffbindende Kapazität verringert. Die laborchemisch in der Klinik weitgehend etablierte, in der Praxis nur zögernd eingeführte Methode erfolgt u. a. mittels Säulenchromatographie und entsprechender Auswaschverfahren unter Berücksichtigung der labilen HbA-Anteile. Sie erlaubt Rückschlüsse auf die letzten 4–6 Wochen der diabetischen Stoffwechsellage („Diabetesgedächtnis").

	Glyko-Hb (HbA_{lc})
Stoffwechselgesunde	bis 6%
Diabeteseinstellung gut	bis 8%
Diabeteseinstellung mäßig	bis 10%
Diabeteseinstellung schlecht	über 10%
Diabeteseinstellung dekompensiert	über 15%

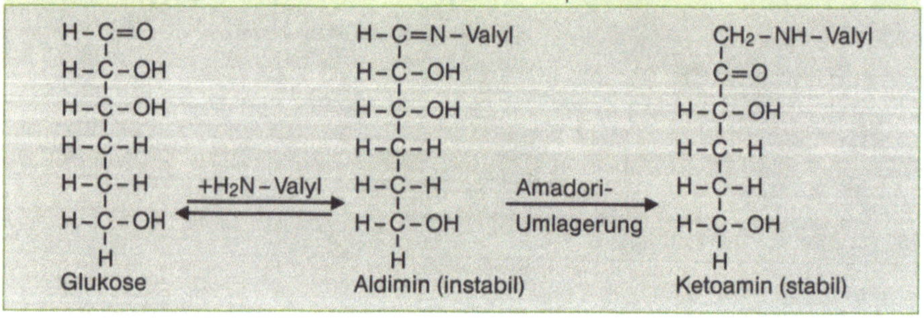

Glykoprotein

Biochemisches Substrat der diabetischen Mikroangiopathie mit Verdickung der Basalmembran und Ablagerung von zuckervernetzten Eiweißmolekülen. Glykoproteine sind Proteine, an die über glykosidische Bindungen Kohlenhydrate geknüpft sind, wobei der Kohlenhydratanteil von wenigen bis 85% ausmachen kann. Die biologische Aktivität von Glykoproteinen wird durch das zugrundeliegende Protein bestimmt. Es kann sich um Strukturproteine, Enzyme, Transportproteine und Peptidhormone handeln. Viele Glykoproteine sind Bestandteile von Membranen, wo sie durch ihren Gehalt an N-Azetylneuraminsäure für die Anhäufung negativer Ladungen auf Zelloberflächen verantwortlich sind. Daneben vermitteln sie AG-AK-Reaktionen, Lymphozytentransformation, Bindung von Hormonen an Zellmembranen sowie Phänomene wie Zelladhäsion, Kontakthemmung des Zellwachstums sowie die maligne Transformation von Zellen.

Glykosylierung

Beschreibung für den Vorgang der Glukoseanlagerung an das Hämoglobinmolekül mit Veränderung seiner Sauerstofftransporteigenschaften.

Guar

Wasserlösliches Polysaccharid aus Mannose und Galaktose, das aus dem Mahlprodukt der Samen der Büschelbohne gewonnen wird und als Füllmittel in der Diätetik des Diabetes mellitus häufig verwendet wird. Nach Aufnahme von Nahrung, die mit Guar vermischt ist, kommt es zu einer deutlich verzögerten Resorption der Kohlenhydrate und abgeschwächtem Anstieg postprandialen Blutzuckers. Geschmack und Verträglichkeit von Guar sind problematisch; das Prinzip gilt aber nach wie vor als eine Möglichkeit zur Stabilisierung des diabetischen Blutglukosetagesprofils.

Hämodialyse

↑ Nephropathia diabetica

Hexokinase

Enzym zur gleichnamigen enzymatischen Glukosebestimmung im klinisch-chemischen Labor. Meßgröße ist die Reduktion von NADP im langwelligen UV-Bereich (Hg 366, 334). Hexokinase katalysiert die Reaktion von Glukose zu Glukose-6-phosphat. Dieses reduziert unter Einfluß einer spezifischen Dehydrogenase die Substanz NADP.

I. Glukose + ATP-Hexokinase → Glukose-6-phosphat + ADP

II. Glukose-6-phosphat + NADP

Glukose-6-phosphat-Dehydrogenase → 6-Phosphoglukonolakton + NADP H_2

I. + II. Glukose + ATP + NADP- → 6-Phosphoglukonolakton + ADP + NADP H_2

HLA-Assoziation

Das HLA-System stellt den Haupthistokompatibilitätskomplex auf dem kurzen Arm des Chromosoms 6 des Menschen dar und besteht aus den Gen-Orten HLA-A, HLA-B, HLA-C, HLA-D und HLA-D/DR. Es besteht bei Typ-I-Diabetikern eine positive Assoziation zu den Genorten HLA-DR3 und HLA-DR4. Eine negative Verknüpfung besteht zu HLA-DR2. Es wird versucht, aus dieser Konstellation ein relatives Krankheitsrisiko abzuleiten. HLA-DR3-positive Menschen haben ein 3–4fach größeres, HLA-DR4-positive ein 6–7fach größeres, HLA-DR3- und HLA-DR4-positive sogar ein 20–40fach größeres Krankheitsrisiko.

Tabelle nach Goldmann, HLA-DR-Assoziation und Typ-I-Diabetes mellitus.

HLA	Positiv/Gesamtkollektiv	Prozent (%)
DR2	3/54	6
DR3	24/54	44
DR4	33/54	61
DR3 und DR4	9/54	17
DR3 und/oder DR4	48/54	88
weder DR3 noch DR4	6/54	12

Honeymoon-Phase

↑ Remissionsphase

Humaninsulin

Insulinzubereitungen mit einer dem menschlichen Insulin identischen Molekülstruktur im Gegensatz zum bisher üblichen Rinder- und Schweineinsulin. Humaninsulin, in verschiedenen Verfahren herstellbar, unterscheidet sich vom Schweineinsulin dadurch, daß am C-Terminus der B-Kette anstelle der Aminosäure Alanin das Threonin vorkommt. Damit ändern sich die physikalisch-chemischen Eigenschaften des Insulins, besonders die Lipophilität, was Einfluß auf die Aggregationsfähigkeit und somit auch auf die Immunogenität und Antikörperbildung nimmt. Bisher wird der Nutzen des Humaninsulins noch skeptisch beurteilt, weil nicht geklärt ist, ob die verschiedenen heterologen Hormone tatsächlich eine bessere Stoffwechselkontrolle gewährleisten, geringer antigenwirksam sind oder gar die Gefahr der diabetischen Spätkomplikationen reduzieren können. Wahrscheinlich wird sich jedoch die Produktion der heterologen Humaninsuline mit Hilfe der ↑ DNA-Rekombinationstechnik als wesentlich ökonomischer erweisen als das herkömmliche Herstellungsverfahren hochgereinigten Schweineinsulins („Kostendämpfung durch Innovation").

Nomenklatur der Humaninsuline:

Endogenes Humaninsulin (homolog)

Exogenes Humaninsulin (homologer Humaninsulin-Pankreasextrakt)

Heterologes Humaninsulin (halbsynthetisch hergestellt durch Austausch des Alanins am C-Terminus der B-Kette)

Heterologes Humaninsulin (vollsynthetische Herstellung der gesamten Aminosäuresequenz beider Ketten)

Heterologes Humaninsulin (Biosynthese in Escherichia coli mittels DNA-Rekombinationstechnik)

Hydramnion

↑ Schwangerschaftskomplikationen

Hyperemesis gravidarum

↑ Schwangerschaftskomplikationen

Hyperglykämie

Pathologisch überhöhte Blutzuckerspiegel (Nüchternwert über 100 mg/dl und postprandialer Wert über 140 mg/dl bzw. 5,5 und 7,8 mmol/l). Eines der typischen Symptome des Diabetes mellitus.

Hyperinsulinismus

Beschreibung eines Zustandes mit pathologisch gesteigerten Insulinspiegeln, die zu schubartig auftretenden Unterzuckerungszuständen führen können. Häufiger Befund besonders nach Glukosebelastung bei stark adipösen Patienten mit überschießendem Ansprechen der Langerhansschen Inseln auf den Glukosereiz. Der Vorgang scheint einer der pathologischen Mechanismen der Fettsucht zu sein und kann in Einzelfällen ein langjähriges Symptom einer Manifestation des Diabetes darstellen. Bei regulationsunabhängigen Hyperinsulinismusfällen muß an ein Insulinom (Tumor der Langerhansschen Inselzellen) gedacht werden.

Hyperkortizismus

Beschreibung von Krankheitsbildern mit Zeichen einer Überfunktion der Nebennierenrinde (M. Cushing), bei der durch die Glukokortikoide diabetogene Effekte ausgelöst werden (Diabetesmanifestation vom Übergewichtstyp bei Kortisonbehandlungen oder Cushing-Syndrom). Der diabetogene Effekt der Glukokortikoide beruht auf ihrer Steigerung der Glukoneogenese aus Aminosäuren in Leber und Niere und Anregung der Glykogensynthese bei gleichzeitiger Hemmung der Glukoseverbrennung im Muskel.

Hyperlipoproteinämie

Fettstoffwechselstörungen bei Diabetes mellitus sind in der Regel sekundär, wenngleich auch primäre Formen vorkommen. Bei akuter Entgleisung des Typ-I-Diabetes findet sich eine überwiegend endogene Hypertriglyzeridämie mit Vermehrung von Lipoprotein mit sehr niedriger Dichte (VLDL = very low density lipoproteins); bei chronischer Dekompensation des Diabetes tritt eine kombiniert endogene und exogene Hypertriglyzeridämie auf mit Vermehrung der VLDL-Triglyzeride und zusätzlich ↑ Chylomikronen.

Die Pathogenese der Hypertriglyzeridämie beim Typ-II-Diabetes ist charakterisiert durch die periphere Insulinresistenz mit Hyperinsulinämie bei noch normaler hepatischer Insulinempfindlichkeit. In der Leber wird durch die Hyperglykämie vermehrt Glukose (Soskin-Mechanismus) aufgenommen und zur Synthese von freien Fettsäuren verwendet. Durch Reveresterung erfolgt die Triglyzeridsynthese und nach Bildung von VLDL der Abtransport von VLDL-Triglyzeriden. Da die Neutralfette in der Peripherie die Insulinresistenz (Postrezeptordefekt) verstärken, nimmt im Sinne eines Circulus vitiosus die Hyperinsulinämie zu.

Die Serumcholesterinspiegel haben zum Diabetes mellitus keine direkte pathophysiologische Beziehung und sind in der Regel unabhängig vom Diabetes zu sehen.

Hyperosmolarität

Physikalisch-chemisches Zustandsbild von Körperflüssigkeit oder Blut bei überhöhter osmotisch wirksamer Konzentration der in ihr gelösten Substanzen und Bestandteile, meist verknüpft mit dem klinischen Bild einer Dehydratation. Verbunden mit der Azidose ist die Hyperosmolarität einer der wichtigen Gründe für die hohe Mortalität der diabetischen Ketoazidose. Durch den vermehrten Anfall von sauren ↑ Keto(n)körpern steigt der osmotische Druck im Blut, was zu erheblichen Störungen der Permeabilität und Diffusionsvorgänge im Kapillarbereich führt.

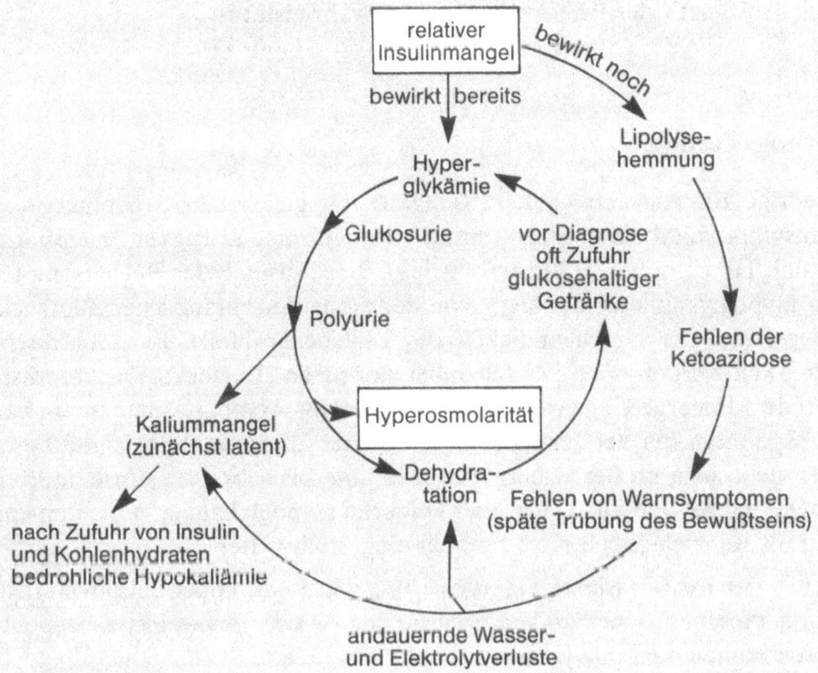

Hypertonie, arteriell

Vorkommen primärer oder essentieller arterieller Formen beim Diabetes genau so häufig wie unter Stoffwechselgesunden. Sekundäre Hypertonien entwickeln dagegen 40 bis 60% der Diabetiker, häufiger beim Typ-II-Diabetes in Zusammenhang mit einer Adipositas als beim Typ I-Diabetes im Verlauf einer diabetischen Nephropathie.

Der genaue Entstehungsmechanismus einer arteriellen Hypertonie ist nicht bekannt. Diskutiert werden bei hypertonen Diabetikern ein niedriger Reninspiegel und eine stärkere Reaktion auf Katecholamine und Angiotensin II.

Die Mehrzahl der üblichen Blutdrucksenker, insbesondere Diuretika, Betablocker und Ca-Antagonisten beeinflussen den Kohlenhydratstoffwechsel ungünstig. Dennoch ist das Risiko einer Stoffwechselentgleisung relativ gering, und es überwiegen die Vorteile einer arteriellen Drucksenkung, wenn eine besonders sorgfältige ärztliche Überwachung mit Dosisanpassung und evtl. Austausch des Blutdrucksenkers gewährleistet ist.

Hypoglykämie

Niedrige Blutzuckerspiegel (<50 mg/dl) mit gleichzeitiger adrenerger Begleitsymptomatik (Schwitzen, motorische Unruhe, Zittrigkeit, Heißhungergefühl, Herzklopfen, Blutdruckanstieg). Das Ausmaß der Begleitsymptome der Hypoglykämie ist abhängig von der Höhe der anfänglichen Blutzuckerspiegel und der Geschwindigkeit des Blutzuckerabfalls. Bei sehr raschem Absinken werden auch bei scheinbar normalen Blutzuckerwerten entsprechende adrenerge Gegenregulationen veranlaßt. Hypoglykämie ist ein häufiges Symptom bei der Insulinbehandlung der Zuckerkrankheit und beweist (bei nicht allzu großer Häufigkeit) eine gute bis sehr gute Einstellung. Ein Insulinmangeldiabetiker, der über keinerlei Hypoglykämien berichten kann, darf als wahrscheinlich nicht optimal eingestellt gelten.

Neben den exogen (durch Überdosierung von Insulin oder Sulfonylharnstoffen in therapeutischer und/oder suizidaler Absicht) ausgelösten Hypoglykämien kommen Hypoglykämien spontan und reaktiv vor. Spontanhypoglykämien treten vorzugsweise nüchtern u. a. bei Insulinomen, extrapankreatischen Tumoren, Lebererkrankungen und endokrinen Erkrankungen, Alkoholabusus und längerer Nahrungskarenz auf. Reaktive Hypoglykämien kommen funktionell, ohne organische Ursache, in Diabetes-Frühstadien und nach Magenoperationen (Dumping-Syndrom) vor.

Hypoglykämie

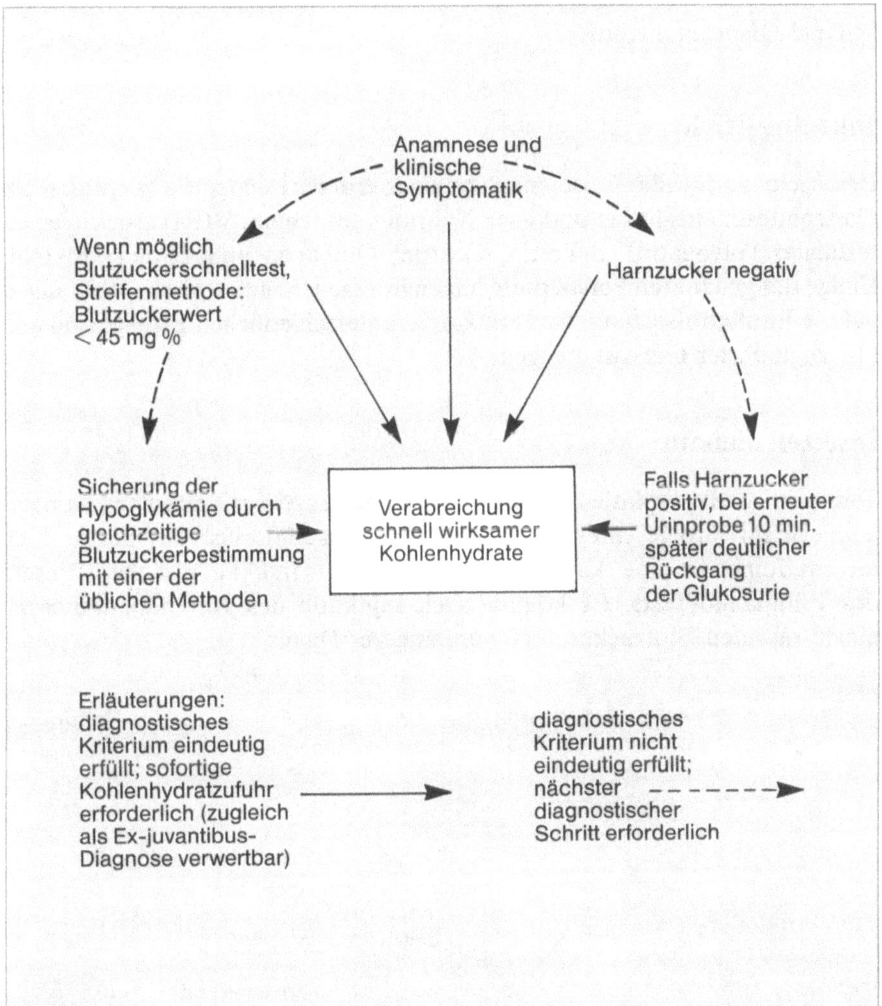

Diagnostisches und therapeutisches Vorgehen bei Hypoglykämie (Beyer).

Hypoglykämischer Schock

Neben den klinischen Zeichen der Unterzuckerung (↑ Hypoglykämie) auftretende Bewußtlosigkeit.

IDDM (Insulin-dependent diabetes mellitus)

↑ Typ-I-Diabetes mellitus

Inkretin-Effekt

Beschreibung für die Freisetzung von endokrin wirksamen Polypeptiden am Gastrointestinaltrakt bei und nach Nahrungsaufnahme: VIP (vasoaktives intestinales Polypeptid), Sekretin, Gastrin, Glukagon und Cholezystokinin. Einige der genannten Polypeptide haben ihrerseits regulatorische Wirkungen auf die Insulinfreisetzung. Das erklärt die unterschiedlichen Effekte oral und i. v. zugeführter Glukosemengen.

Inselzelladenom

Tumorartige Hyperplasie der Langerhansschen Inseln mit latenter Hypoglykämiegefahr infolge eines autonomen Hyperinsulinismus. Die Suche nach diesem Tumor ist eine der wenigen verbliebenen Indikationen zum Einsatz des Tolbutamid-Tests. Es kommt nach Injektion des Antidiabetikums zu einem rasanten Blutzuckerabfall von längerer Dauer.

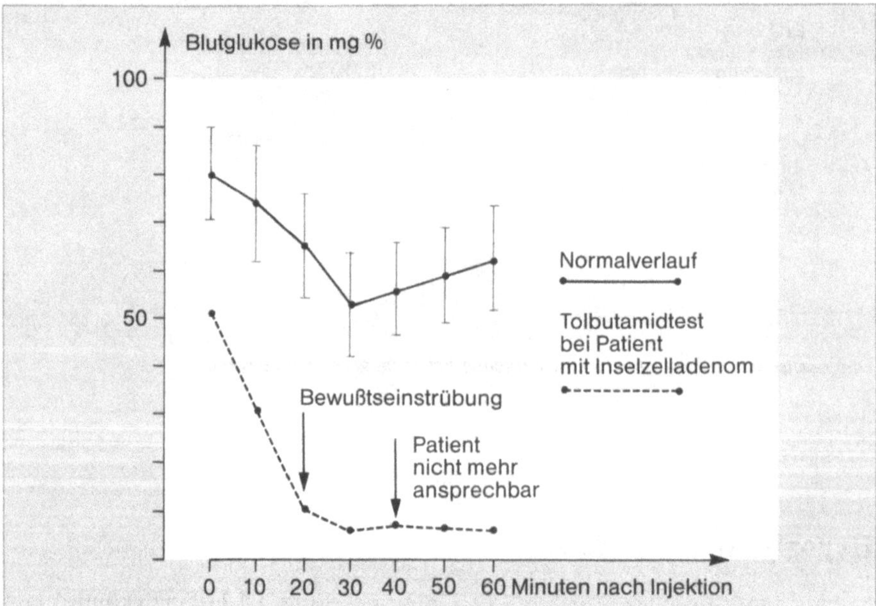

Tolbutamid-Test bei Patient mit Inselzelladenom (Förster).

Inselzelltransplantation

Übertragung von homologen Inselzellverbänden in das Pfortadersystem der Leber mit dem Ziel, dort eine eigenständige Insulinproduktion (Pankreas-Transplantation) wirksam werden zu lassen. Diese Methode, bisher noch weitgehend im Tierversuchsstadium, wäre geeignet zur kausalen Therapie des Diabetes mellitus, insbesondere des juvenilen Typs (Typ I): Statt täglicher Insulinzufuhr würde eine einmalige Übertragung von Inselzellen die Hormonproduktion an Ort und Stelle wieder in Gang setzen. Nachteil der Methode scheint bisher die kurze Lebensdauer der transplantierten Inselzellen zu sein, außerdem sind die verfügbaren Mengen noch sehr gering (↑ Pankreas-Transplantation).

Insulin-Aggregation

Eigenschaft des Insulins, zu hochmolekularen Komplexen zu aggregieren. Insulin verliert sowohl bei 25 wie bei 37 °C sehr rasch seine Lösungsstabilität und erscheint dann als heterogene Mischung von gelöstem Insulin, aggregiertem Insulin und mehreren Begleitstoffen. Das Phänomen der Insulin-Aggregation behindert wesentlich die Füllung und Versorgung der Insulinpumpen und auch der Insulin-Infusionsgeräte. Physikalische, chemische und thermodynamische Faktoren scheinen die Aggregation des Hormons zu begünstigen. Auch höchste Reinheit des Insulins verhindert nicht dessen Ausfällung. Sulfatierung und Zinkfreiheit scheinen jedoch die Löslichkeit zu begünstigen, ebenso Temperaturkonstanz, Vermeidung von Schütteln und Verzicht auf ungeeignete Verdünnungs- und Lösungsmittel.

Einflußfaktoren auf die Insulin-Aggregation: schüttelnde Bewegungen, erhöhte Temperaturen, Metallionenkontamination, unreine Insulinzubereitung, CO_2-Diffusion, pH-Abfall, Metallbestandteile in Insulinpumpen, Kochsalzkonzentration, unpassende Verdünnungsmittel, Kühlschranktemperatur, heterogenes Insulin, Puffersysteme.

Insulin-Allergie

Allergische Reaktionen auf parenteral zugeführtes Fremdinsulin. Die Reaktionen haben verschiedenes Ausmaß, vom leichten Erythem bis zur generalisierten Urtikaria oder sogar bis zum anaphylaktischen Schock. Man unterscheidet die lokale Sofortreaktion von der des Spättyps. Auch durch optimale Reinigungstechniken der Insuline sind sie bisher nicht vollständig vermeidbar. Die allergischen Reaktionen können sowohl durch Insulin selbst wie auch durch enthaltene Resorptionsverzögerer, Lösungsstabilisatoren und Desinfizienzien ausgelöst werden, gelegentlich auch durch äußerliche Desinfektionsmittel. Die Hautreaktionen gegenüber Zusatzstoffen sind häufiger als gegenüber Insulin. Im Einzelfall erscheint ein Wechsel des Insulins ratsam. Heute werden bevorzugt ↑Monocomponent-Insulin (MC) und Schweine-Insulin, in jüngster Zeit auch Human-Insulin eingesetzt.

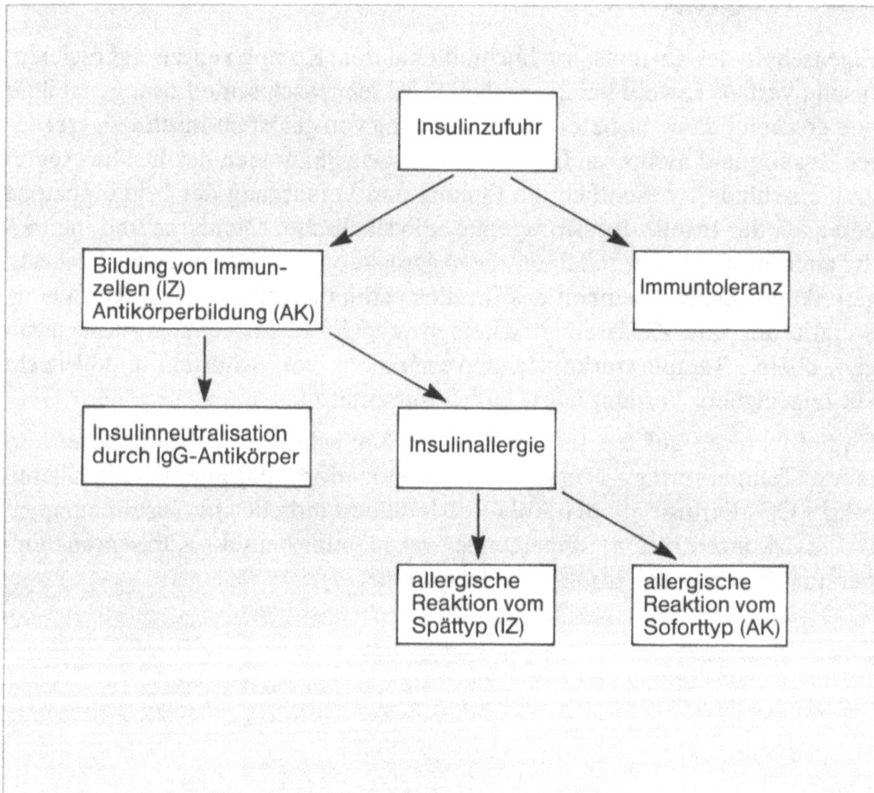

Schema der Entwicklung spezifischer Immunantworten bei der Insulintherapie (aus L. Kerp, H. Kasemir: Kurzmonographien Sandoz 9, Nürnberg 1973).

Insulin-Antikörper

Der Immunglobulin-Klasse G (IgG) zugerechnete spezifische insulinneutralisierende Antikörper, die je nach Immunantwort grundsätzlich bei der Insulintherapie des Diabetes mellitus auftreten und die Wirkung des Insulins neutralisieren. Hohe Antikörperkonzentration bedeutet einen stark überhöhten Insulinverbrauch, damit verbunden eine Steigerung des Insulinbedarfs, in Einzelfällen sogar i. v. mit Alt-Insulin. Der Nachweis von Insulin-Antikörpern erfolgt durch die Isotopenverdünnungsmethode (^{125}Jod-markiertes Insulin) über die Bestimmung der Insulin-Bindungskapazität im Serum.

Insulinantwort

Anstieg des Insulinspiegels im Blut nach Glukosereiz beim Gesunden. Bei nicht-insulinbedürftigem Diabetes mellitus ist diese Hormonfreisetzung verzögert oder nur gering ausgeprägt. Die Insulinantwort läßt sich durch ↑ Sulfonylharnstoffe dosis- und substanzabhängig unterschiedlich stark steigern. Auf diesem Effekt beruht im wesentlichen die orale antidiabetische Therapie.

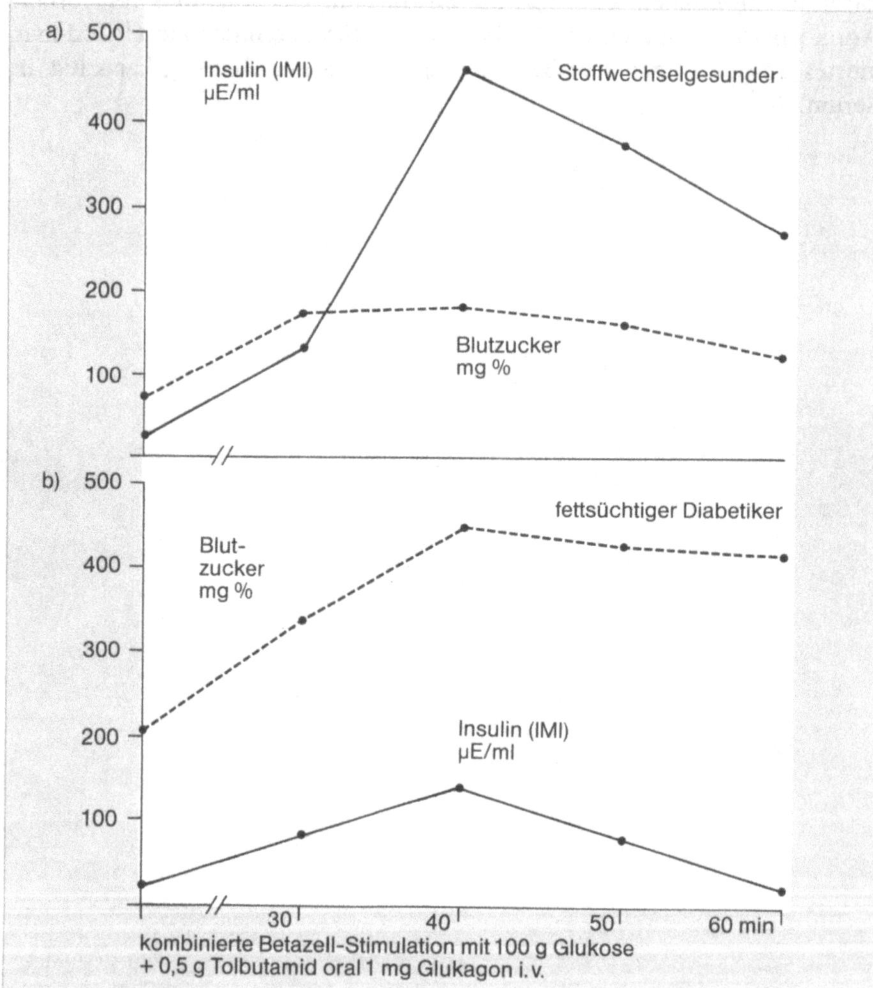

Verlauf von Blutzucker- und Insulinkonzentrationen beim Stoffwechselgesunden nach einer kombinierten Betazell-Stimulation (a). Rasch und dynamisch werden große Mengen Insulin freigesetzt. Die Blutzuckerkurve bleibt flach. Bei fettsüchtigen Diabetikern hingegen (b) wird sehr viel weniger Insulin verzögert ausgeschüttet. Die Blutzuckerkurve geht nach oben.

Insulinase

Sammelbezeichnung für mehrere Enzyme, die den Insulinabbau bewerkstelligen, vor allem die Spaltung der Disulfidbrücken zwischen A- und B-Kette. Der Insulinabbau geschieht in mehreren Organen und ist an deren Funktionstüchtigkeit gebunden. Bei der ↑ Nephropathia diabetica mit zunehmender Niereninsuffizienz ist der Abbau erheblich verzögert, woraus eine stark verlängerte Halbwertszeit des Insulins resultiert (dies erklärt die Beobachtung des schwindenden Insulinbedarfs beim niereninsuffizienten Diabetiker). Nach Spaltung der Disulfidbrücken werden die A- und B-Kette durch proteolytische Enzyme zerlegt.

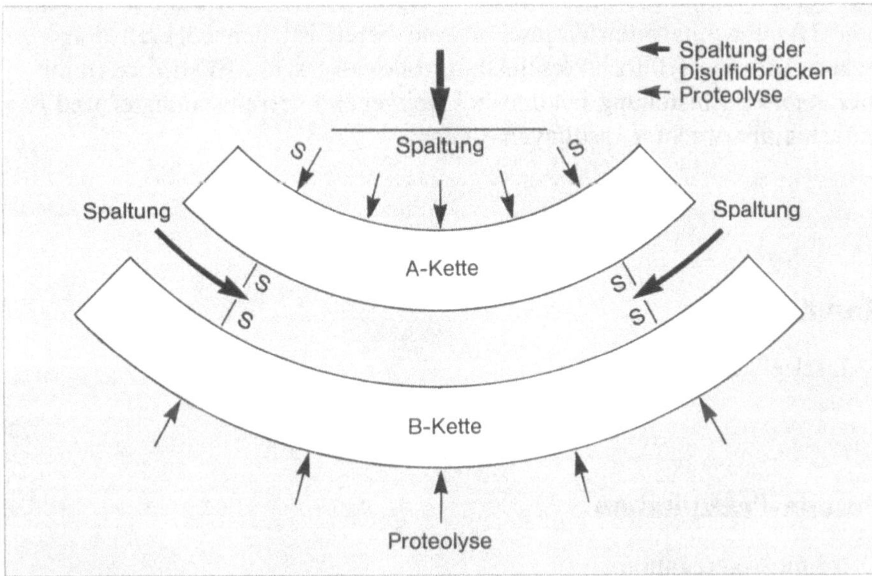

Insulin-Abbau durch Insulinase.

Insulinempfindlichkeit

Klinischer Begriff für rasche Blutzuckersenkung nach der Zufuhr von Insulin in niedriger Dosis. Das Phänomen tritt auf bei frisch Pankreatektomierten infolge Glukagonausfalls (Gegenspielerhormon), auch bei der Ersteinstellung von insulinbedürftigen Diabetikern in der Frühphase bei noch erhaltenem Restinsulin. Es spielt dagegen kaum eine Rolle bei der Umstellung von Sekundärversagern auf Insulin wegen der meist verminderten Zahl von ↑ Insulinrezeptoren.

Insulin-Infusionspumpe

Gerät zur kontinuierlichen parenteralen Zufuhr von Fremdinsulin. Die kleinen trag- bzw. umschnallbaren Insulinpumpen (↑ PIDRA) haben sich bei starken Blutzuckerschwankungen bewährt. Sie führen bei niedrigerem Insulinbedarf zu einer deutlichen Verbesserung der Stoffwechsellage, vor allem durch die laufend infundierte niedrige Basalrate. Allen Insulinpumpen gemeinsam ist ein flexibles Schlauchsystem mit Insulinreservoir, das in mehrwöchigen Abständen nachgefüllt werden muß, ferner eine programmierbare Pumpenmechanik. Neben einer Basalrate (Dauerinfusion) können stoßweise Insulinmengen zu den Mahlzeiten verabfolgt werden.Die Behandlung mit der Insulinpumpe gelingt nur dann erfolgreich, wenn der Patient in Technik und Handhabung intensiv geschult und bereit ist, den höheren diagnostischen Aufwand (Blutzuckerselbstkontrolle) zu tragen. Er wird dann mit einer stabilen Einstellung belohnt bei weitgehend verselbständigter und engmaschig überwachter Insulinversorgung.

Insulinom

↑ Inselzelladenom

Insulin-Präzipitation

↑ Insulin-Aggregation

Insulinpumpe

↑ Insulin-Infusionspumpe

Insulinreaktion

↑ Insulinantwort

Insulinreserven

Klinischer Begriff für die Möglichkeit, langfristig Insulin zu produzieren. Man geht bei dieser Formulierung von der Vorstellung aus, daß die Inselzellen im Laufe des Lebens in ihrer Produktionskapazität nachlassen, besonders wenn sie durch massiven Reiz überproportional angeregt werden. Bei Patienten unter Sulfonylharnstoff-Therapie muß von einer begrenzten Insulinreserve ausgegangen werden. Es wird daher in der Behandlung dieser Diabetesform darauf ankommen, die Insulinreserven zu schonen durch eher niedrige Dosierungen der oralen Antidiabetika.

Insulinresistenz

Zustand verminderter Insulinwirkung bei charakteristischen Stoffwechselsituationen gegenüber der früher häufiger vermuteten immunologisch bedingten Insulinresistenz durch Antikörper heute sehr viel häufiger und als eines der Hauptgründe für die Entwicklung des Erwachsenendiabetes bekannt. Aber auch der insulinpflichtige Diabetes kann z. B. durch Entgleisung mit ↑ Ketoazidose insulinresistent werden, genau wie Insulinresistenzen beschrieben sind bei überwiegenden kontrainsulinären Hormonen. Selbst die Hyperglykämie als solche scheint die Insulinresistenz zu begünstigen.

Man unterscheidet im wesentlichen zwischen regulatorisch-rezeptorischer Insulinresistenz (z. B. ↑ Down-Regulation), wie sie in typischer Weise beim Erwachsenen-Diabetes auftritt und die metabolische Insulinresistenz, die besonders dem insulinpflichtigen Typ-I-Diabetes Probleme beschert.

Ursachen der Insulinresistenz:

1. regulatorisch-rezeptionell (langfristig wirksam)
   Hyperalimentation – Adipositas
   Hyperglykämie
   Hyperinsulinämie
   Hyperosmolarität
   Hyperlipoproteinämie
2. metabolisch (kurzfristig wirksam)
   Immobilisierung
   Infektion
   Ketoazidose
   Kontrainsulinäre Hormone
   Schwangerschaft

Insulinrezeptoren

Postulierte spezifische Zellwandstrukturen „schloßähnlichen" Prinzips, die mit dem „Schlüssel" Insulin dessen Wirkung auf die Zelle bewerkstelligen. Intensive Forschung hat ergeben, daß der Insulinrezeptor ein hochdifferenziert gebautes Glykoprotein ist, das Insulin mit hoher Spezifität und Affinität bindet. Es ist in der Zellmembran zahlenmäßig begrenzt eingebaut. Die Rezeptoren sind keine statischen Strukturen, sondern ändern ihre Affinität für Insulin je nach Sättigungsgrad: Sinkende Insulinspiegel steigern die Affinität, hohe Insulinspiegel vermindern die Zahl der Rezeptoren. Durch konsequente ↑ Reduktionskost lassen sich sowohl die Affinität als auch die Zahl der Rezeptoren erhöhen. Auch bestimmte Sulfonylharnstoffe scheinen das Rezeptorenverhalten ändern zu können.

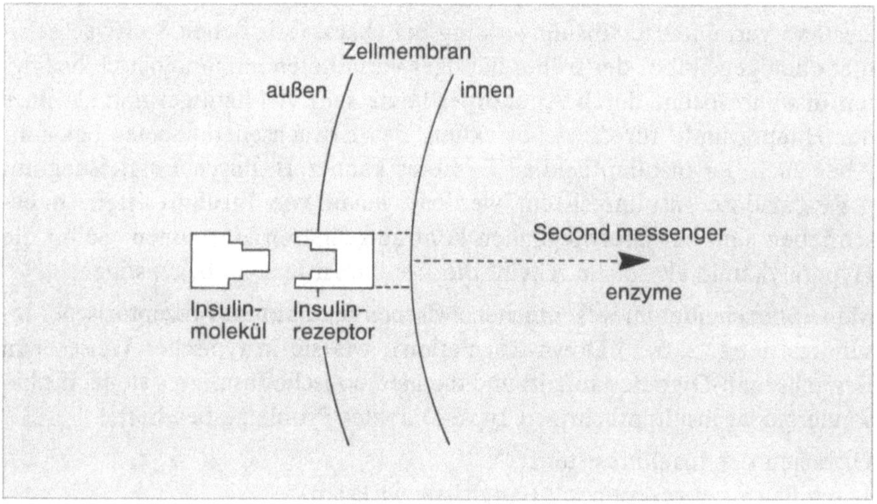

Insulin-Toleranztest

Mit seiner Hilfe kann die Stoffwechselgefährdung einer Insulinresistenz erkannt werden: bei i. v. Injektion von Alt-Insulin (0,1 IE pro kg Körpergewicht) kommt es üblicherweise zu einem Blutzuckerabfall bis zu 40% des Ausgangswertes; dieser Abfall bleibt bei der Insulinresistenz auch bei vielfach erhöhter Dosis aus. Darüber hinaus lassen sich Insulin-Antikörper bestimmen. Sind diese kaum vorhanden, besteht erhöhte Insulinempfindlichkeit; sind sehr hohe Titer von ↑ Insulin-Antikörpern nachweisbar, tendiert die Stoffwechselsituation zur Insulinresistenz.

Insulitis

Lymphozytäre Infiltration des Inselzellapparates, histologisch zu dokumentierendes Korrelat einer stattgefundenen Virusinfektion, vermutlich als Auslöser eines ↑ Typ-I-Diabetes. Fälle von lymphozytärer Insulitis fanden sich bei juvenilen Diabetikern, die kurze Zeit nach der Manifestation ihrer Erkrankung gestorben waren. Der histologische Befund wirft ein Schlaglicht auf die möglichen Entstehungsursachen eines Insulinmangeldiabetes als Folge einer Virusinfektion (z. B. Coxsackie-Virus).

Intermediärinsulin

Insulinzubereitungen mit mittellanger Wirkungsdauer (12–24 Stunden), die in der Insulintherapie des Diabetes eine Zwischenstellung einnehmen und von der Wirkungsdauer her zwischen dem rasch wirkenden Alt-Insulin und dem Langzeit-Insulin einzuordnen sind. Typische Vertreter der Intermediär-Insuline sind „Depot“, „Komb“, „Semilente“, „Monotard“, „Retard“, „Initard“ und „Semitard“. Bei Zugabe von Alt-Insulin zu diesen mittellang wirkenden Insulinen ergibt sich ein verstärkter Initialeffekt im Sinne einer frühzeitigeren Blutzuckersenkung bei voller Gesamtwirkungsdauer (Beispiel „Komb“-Insulin, „Initard“, „Rapitard“).

IRMA

Intraretinale mikrovaskuläre Abnormalitäten: ophthalmologischer Befund als Frühzeichen für die Entwicklung einer proliferativen Retinopathie: beginnende Gefäßveränderungen der Netzhautkapillaren im retinalen Niveau. Der Nachweis der IRMA gelingt vor allem gut durch Fluoreszein-Angiogramme (↑ Fluoreszenz-Angiographie) und bedeutet meist eine Indikation zur Laserbehandlung.

Islet-Cell-Antibodies (ICA)

Gegen die Langerhansschen Inselzellen gerichtete Antikörper, die u. a. entstehen, wenn im Rahmen der ↑ Inselzelltransplantation solche fremden Zellen im Wirtsorganismus immunologisch erkannt werden. Die Bildung dieser Antikörper führt meist über kurz oder lang zu einer vollkommenen Inaktivierung des zugeführten Transplantats. Dieser Tatbestand behindert die Versuche, den Diabetes durch Inselzelltransplantationen zu heilen.

Joule

International gebräuchliche Einheit für Energie- und Wärmemenge, benannt nach dem britischen Physiker. 1 Joule = 0,23892 Kalorien. Die bisher gebräuchliche Bezeichnung Kalorie wird schrittweise durch die neue Bezeichnung Joule ersetzt, wobei ein Umrechnungsfaktor von 4,1855 angesetzt wird (1 Kalorie = 4,1855 Joule, mechanisches Wärmeäquivalent).

Juveniler Diabetes

Heute nicht mehr übliche Bezeichnung für den in der Kindheit und Jugend sich entwickelnden insulinabhängigen Diabetes. Synonyma: Typ-I-Diabetes, IDDM (Insulin-dependent diabetes mellitus). Trotz weiterhin unvollständiger Klärung der Ätiologie sind die pathogenetischen Mechanismen weitgehend bekannt:

Durch eine auf mehrfache Weise mögliche Schädigung der Beta-Zellen des Pankreas (Virusinfektion bei genetischer Disposition, Autoimmunprozesse, Pankreatitisschübe) kommt es zu einem sich schrittweise entwickelnden absoluten Insulinmangel mit entsprechender Hyperglykämie. Zur Stabilisierung des Stoffwechsels muß der Insulinbedarf von außen gedeckt werden (Insulininjektion). Die jugendlichen Diabetiker sind meist mager, haben auf Grund des Insulinmangels kaum Fettgewebe gebildet und bedürfen zur Abdeckung ihrer hochkalorischen kohlenhydratreichen Ernährung entsprechend großer Mengen Insulin. Auf Grund von kontrainsulinären Faktoren kommt es immer wieder zu erheblichen Schwankungen des Stoffwechsels (↑ Brittle-Diabetes).

Juveniler Diabetes

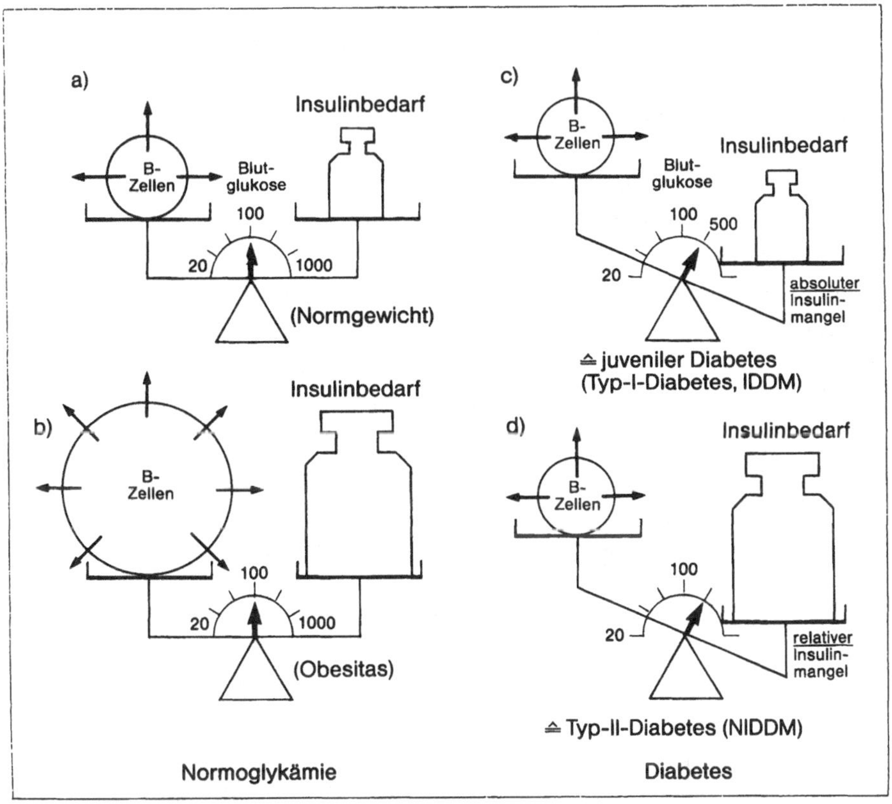

Schematische Darstellung der verminderten Insulinsekretion und des vermehrten Insulinbedarfs sowie des absoluten und relativen Insulinmangels. *Modif. nach Creutzfeldt*

Kardiomyopathie, diabetische

Im Rahmen einer Zuckerkrankheit unabhängig von deren Ätiologie sich entwickelnde Herzerkrankung mit folgenden Befunden:

1. Koronarsklerose der großen und kleinen Gefäße
2. Strukturdefekte der Herzmuskelzellen
3. Polyneuropathie der autonomen Nervenfasern der Herzregulation und Schmerzperzeption (↑ stummer Herzinfarkt).

Für die klinischen Belange bedeutsam sind die Koronarsklerose mit zunehmender Angina pectoris, die myogene Insuffizienz bei fortschreitender Degeneration der Herzmuskelzellen (↑ Myosinstrukturveränderung) und die gestörten autonomen Regulationen des diabetischen Herzens (erhöhte Ruhefrequenz, verstärkte Belastungstachykardie, gestörte vagotone Gegenregulation).

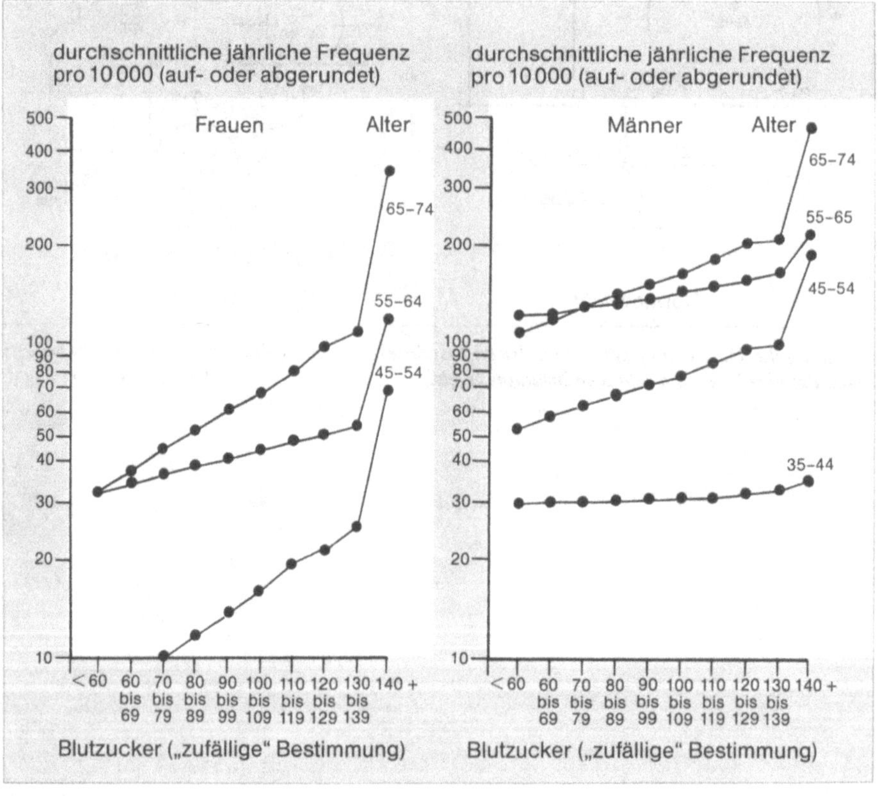

Blutzucker und koronare Herzkrankheiten bei Frauen (links) und Männern (rechts). Die Häufigkeitszahlen steigen mit zunehmendem Alter steil an.

Katarakt

Die diabetische Lentopathie ist eine seit langem bekannte Komplikation. Die echte diabetische Linsentrübung ist relativ selten, tritt insbesondere bei jugendlichen Diabetikern auf und hat eine rasche Progredienz. Bei älteren Diabetikern kommen häufiger Mischformen mit dem senilen grauen Star vor. Der Anteil von Diabetikern am grauen Star beträgt etwa 15%. Die Therapie der Wahl ist die Linsenextraktion.

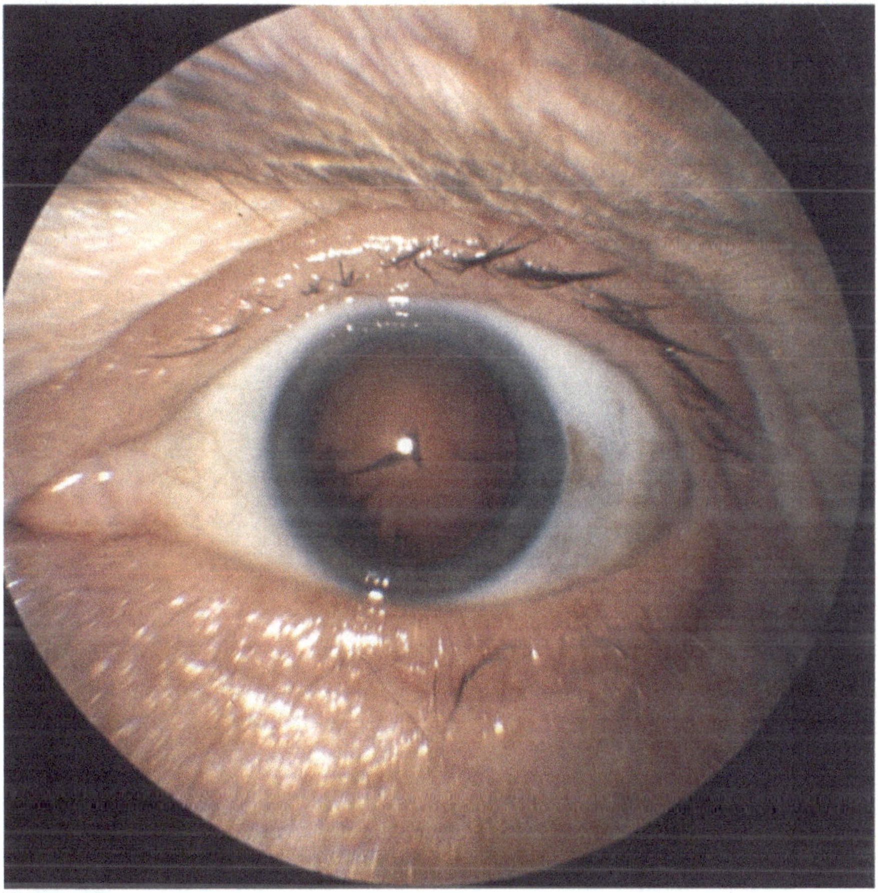

Katarakt sen.

Ketoazidose (Azetonämie)

Diese Stoffwechselentgleisung führt am häufigsten zum Koma bei Diabetes mellitus als Folge eines absoluten oder relativen Insulinmangels. Bei gesunkenem Glukoseverbrauch der Muskulatur und verminderter Hemmung der Lipolyse im Fettgewebe steigen die freien Fettsäuren im Blut extrem an und werden in allen Geweben verstoffwechselt. In der Leber werden die massiv anfallenden freien Fettsäuren zu Azetyl-CoA abgebaut, das über den Zitratzyklus weiter oxidiert oder in die Fettsäure-Synthese rückgeschleust werden kann. Infolge weitgehender Blockierung dieser Stoffwechselwege durch das Überangebot der Fettsäuren entstehen Azetessigsäure und β-Hydroxybuttersäure sowie Azeton. Diese ↑ Keto(n)körper überschwemmen den gesamten Organismus und führen zu einem erheblichen pH-Abfall des Blutes. Die extra- und intrazelluläre Exsikkose mit hochgradigem Elektrolytverlust im Urin bewirkt bei steigender Hyperosmolarität den Teufelskreis des ketoazidotischen diabetischen Komas.

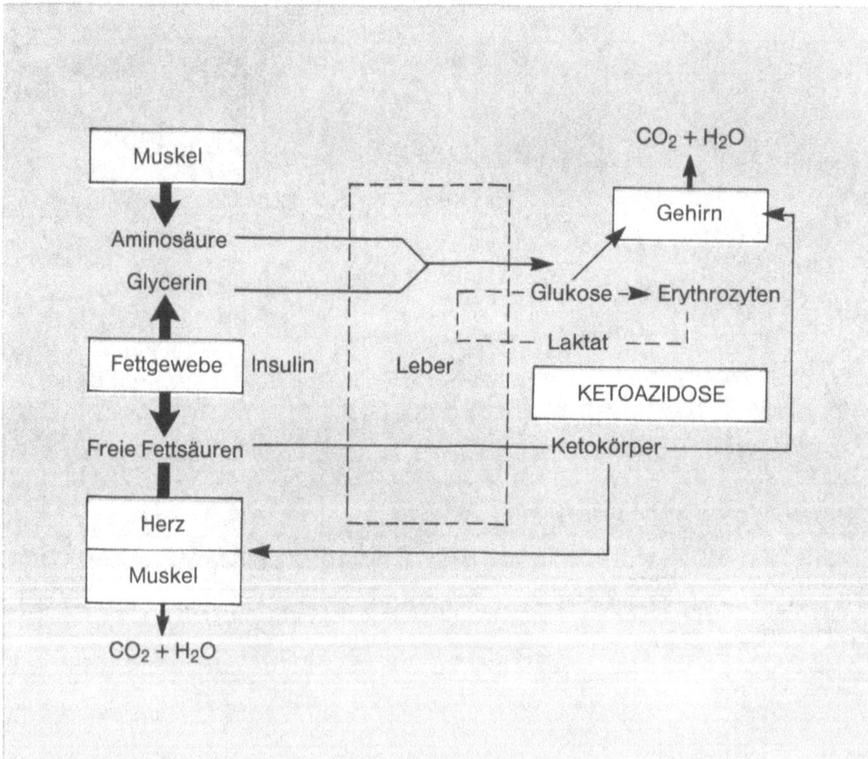

Diabetische Stoffwechselentgleisung mit Ketoazidose (Froesch).

Keto(n)körper

Metabolite des Fettstoffwechsels im Zustand der Lipolyse; hierzu zählen u. a. Azetoazetat, β-Hydroxybutyrat und Azeton. Azeton entsteht durch spontane, nicht-enzymatische Dekarboxylierung aus Azetonazetat. Normalkonzentration im Serum 3–7 mg/dl, starker Anstieg im Hungerzustand und bei Insulinmangel.

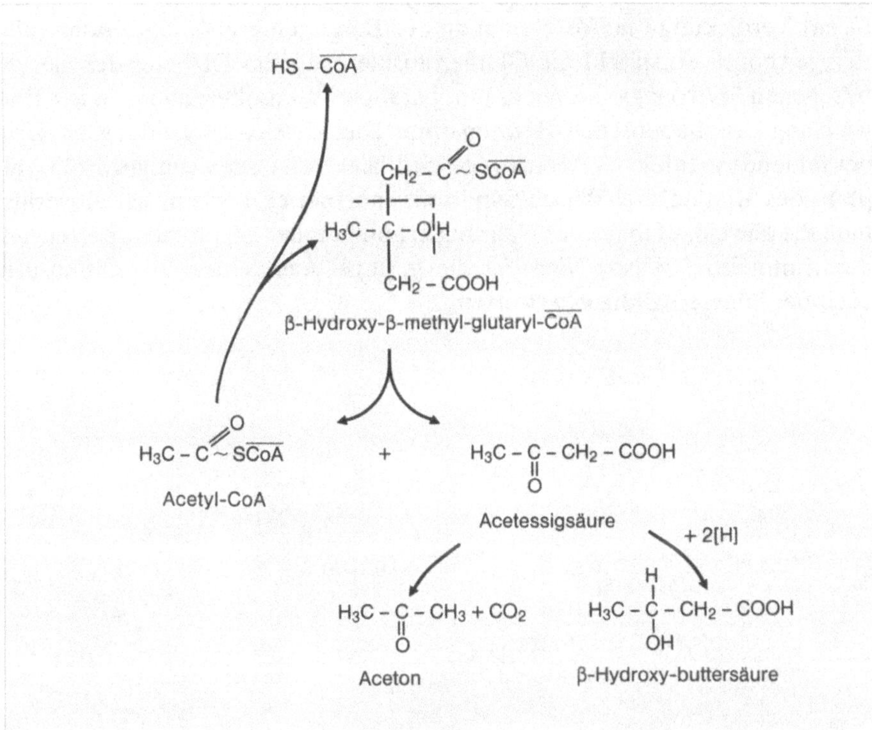

Bildung von Ketonkörpern (Ketogenese) (aus P. Karlson: Biochemie, Thieme Verlag, 1961).

Kimmelstiel-Wilson-Syndrom

Nach ihren Erstbeschreibern benannte diabetische Glomerulosklerose. Bei einer mehr als 20jährigen Diabetesdauer haben mindestens 50–60% aller Patienten eine solche diabetesabhängige Nierenerkrankung, die klinisch zur Niereninsuffizienz führt (Eiweißausscheidung, Hypertonie, Ödeme, Retention der harnpflichtigen Substanzen) und histologisch-mikroskopisch zu einer entweder knötchenförmigen (nodulären) oder allgemein ausgebreiteten (diffusen) Verdickung und Verklumpung der Basalmembranen der Glomerula. Feingeweblich entspricht die Glomerulosklerose beim Diabetes der nierenbezogenen Mikroangiopathie; es gibt parallele Wechselbeziehungen zur Entwicklung der diabetischen Retinopathie. Die Eiweißausscheidung im Urin bei fehlendem Infekt der Harnwege und Nieren ist ein wichtiges Frühsymptom des Kimmelstiel-Wilson-Syndroms; nur bei exzessivem Eiweißverlust muß die Eiweißzufuhr in der Nahrung erhöht werden. Typisches Spätzeichen der Kimmelstiel-Wilson-Niere ist die geringe oder fehlende ↑ Glukosurie auch bei höheren Blutzuckerwerten.

Klassifizierung

Einteilung der Zuckerkrankheit in verschiedene Formen. Sie bleibt ein Versuch und entbehrt jeden Anspruchs auf Vollständigkeit oder Endgültigkeit, solange noch zahlreiche pathophysiologische und ätiologische Fragen unbeantwortet sind. Die angegebene Einteilung entspricht dem gegenwärtigen Kenntnisstand:

1. Diabetes mellitus
   Typ-I-Diabetes mellitus (insulinabhängig)
   Typ-II-Diabetes mellitus (nicht insulinabhängig)
   Typ II a mit Normalgewicht
   Typ II b mit Übergewicht

2. Pathologische Glukosetoleranz
   a) mit Normalgewicht
   b) mit Übergewicht

3. Schwangerschaftsdiabetes

4. Erkrankungen oder Syndrome, die mit einem Diabetes mellitus oder einer pathologischen Glukosetoleranz einhergehen, z. B.:
   a) Erkrankungen der Bauchspeicheldrüse
   b) andere Endokrinopathien
   c) medikamentös oder chemisch-toxisch ausgelöste Minderung der Glukosetoleranz
   d) genetisch determinierte Syndrome
   e) Rezeptordefekte

Kohlenhydrataustausch

Neben der Verteilung der Kohlenhydratmengen auf die einzelnen Mahlzeiten in Form von Broteinheiten besteht im Kohlenhydrataustausch die Möglichkeit, kohlenhydrathaltige Nahrungsmittel mit vergleichbarer Wirkung auf die Blutglukosespiegel gegeneinander auszutauschen. Für die diätetische Praxis wird der Kohlenhydrataustausch durch die Erstellung entsprechender Tabellen erleichtert (s. Tabelle unter ↑ Broteinheit).

Kombinationsbehandlung

Die kontrovers diskutierte gleichzeitige Therapie mit Insulin und Sulfonylharnstoffen basiert auf der Annahme, daß Sulfonylharnstoffe neben ihrer betazytotropen Eigenschaft auch eine extrapankreatische Wirkung haben, die über eine Vermehrung der ↑ Insulinrezeptoren zu einer Verminderung der peripheren Insulinresistenz und einer Reduktion der therapeutischen Insulindosis führt. Indikationsgruppe für den Versuch einer Kombinationstherapie sind Typ-II-Diabetiker mit sog. Sekundärversagen gegenüber Sulfonylharnstoffen insbesondere bei gleichzeitig vorliegender Fettleibigkeit.

Kombinationsinsulin

Insulinzubereitungen aus einer Mischung von Alt-(Normal-)Insulin und Intermediär- oder Depotinsulinen. Das Wirkprofil von Kombinationsinsulinen hängt vom gewählten Mengenverhältnis von schnell wirkendem Altinsulin zum Verzögerungsinsulin ab. Bei hohem Normalinsulin-Anteil setzt die Initialwirkung besonders rasch ein; bei hohem Anteil von Verzögerungsinsulin ist die Wirkdauer protrahiert.

Beispiele für Kombinationsinsuline

NPH-Insuline	NI-Anteil (%)	Spezies	Wirkdauer (ca. Std.)	Hersteller
Depot-H15-Insulin	15	H (SHI)	20	Hoechst
Depot-H25-Insulin	25	H (SHI)	12–16	Hoechst
Komb-H-Insulin	50	H (SHI)	12–14	Hoechst
Huminsulin Profil I	10	H (BHI)	16	Lilly
Huminsulin Profil II	20	H (BHI)	16	Lilly
Insulin Mixtard Nordisk	30	S	16–20	Hormonchemie
Insulin Initard Nordisk	50	S	14	Hormonchemie
Insulin Mixtard human	30	H (SHI)	16–20	Hormonchemie
Insulin Initard human	50	H (SHI)	16	Hormonchemie

(Alle Insuline enthalten 40 IE/ml, NPH = Neutrales Protamin-Insulin Hagedorn, NI = Normal-(Alt-)Insulin, S = Insulin vom Schwein, H = Humaninsulin, SHI = semisynthetisches Humaninsulin, BHI = biosynthetisches Humaninsulin)
Aus: H. Sauer: Diabetestherapie, Springer-Verlag 1986, 2. Auflage

Kontrainsulinäre Faktoren

Gegen die Insulinwirkung gerichtete Mechanismen (Gegenspieler-Hormone, Insulinantikörper, Rezeptor-Antikörper). Zu den klassischen Gegenspieler-Hormonen des Insulins gehören:

1. Glukagon (Steigerung der Glykogenolyse in der Leber mit nachfolgendem Blutglukoseanstieg).
2. Adrenalin (Hemmung der Insulinsekretion, Steigerung der Lipolyse und des Glykogenabbaus, Verminderung der peripheren Glukoseaufnahme).
3. ACTH und Glukokortikoide (beide fördern die Glukoneogenese aus Aminosäuren in Leber und Niere, begünstigen die Lipolyse im Fettgewebe, steigern den Glykogenaufbau und hemmen die periphere Glukoseoxidation und die Proteinsynthese).
4. Wachstumshormon (anabol wirksames Hormon mit starkem lipolytischem Effekt und Hemmung der Glukoseoxidation, Hyperglykämie, sekundärer Hyperinsulinismus, später Erschöpfung der B-Zellen mit Diabetes-Manifestation).
5. Laktogenes Plazentahormon (HPL = human placenta lactogen) fördert Insulinresistenz, erhöht die freien Fettsäuren im Blut.
6. Thyroxin (Beschleunigung aller Stoffwechselvorgänge des Gewebewachstums und des Gesamtorganismus, beschleunigte Zuckeraufnahme und Oxidation in der Zelle, vermutlich direkt schädigender Einfluß auf die Beta-Zellen des Pankreas, beschleunigter Insulinabbau, stimulierte Glykogenolyse).
7. Aldosteron (geringer Glukokortikoideffekt, hypokaliämiebedingte Kohlenhydratintoleranz; durch Kaliummangel verliert die B-Zelle die Fähigkeit, auf Glukosereiz rasch mit einer Insulinantwort zu reagieren).

Kussmaulsche Atmung

Nach ihrem Erstbeschreiber benannte Form der Atemnot (große tiefe Atemzüge mit langsamem Ablauf), wie sie bei schwerem ketoazidotischen Coma vorkommen. Der Organismus unternimmt den Versuch, die überhöhten Säuremengen durch vermehrtes Abrauchen von CO_2 über die Lungen zu kompensieren. Die Kussmaulsche Atmung ist ein typisches Symptom der ↑ Ketoazidose.

Lakt(at)azidose

Sonderform der Stoffwechselentgleisung mit vermehrtem Anfall von Milchsäure und erhöhtem Laktat-Pyruvat-Quotienten, Symptom der Azidose infolge einer ausgedehnten Gewebshypoxie. Gefährliche Komplikation der seinerzeit üblichen Biguanidbehandlung, die wegen dieser gelegentlich tödlich verlaufenden Laktatazidose weitgehend aus der Diabetesbehandlung verschwunden ist. Das Auftreten der Laktatazidose beim Diabetes ist streng gekoppelt an zusätzliche schwere Allgemeinerkrankungen (Sepsis, Niereninsuffizienz, Schocksyndrom, Lungenembolie, Herzinfarkt, akute Herzrhythmusstörungen, Leberzirrhose, akute Leberdystrophie). Bei solchen schweren Allgemeinerkrankungen hat im Einzelfall eine zusätzliche Biguanidbehandlung infolge der Hemmung der Energiegewinnung aus Laktat (Laktatstau prähepatisch) zu einer raschen Progredienz dieser Azidoseform geführt. Im Gegensatz zur insulinmangelbedingten Azidose ist die Laktatazidose primär hypoxiebedingt. Die Laktatazidose ist infolge der schweren und auslösenden Grunderkrankungen mit hoher Mortalität belastet. Unter Bikarbonat oder THAM-Lösungen kommt es nur kurz zu einer Besserung der Azidose, die Reoxidation von Laktat gelingt nur unvollständig (↑ Coma diabeticum).

Langerhanssche Inselzellen

Nach dem Entdecker und Erstbeschreiber bezeichnete Zellinseln des Pankreas mit endokriner Sekretion. Bisher wurden drei funktionell verschiedene Zelltypen differenziert:
Alpha-Zellen: Glukagonsynthese
Beta-Zellen: Insulinsynthese
D-Zellen: Somatostatinsynthese
A-, B- und D-Zellen haben Wechselbeziehungen untereinander.

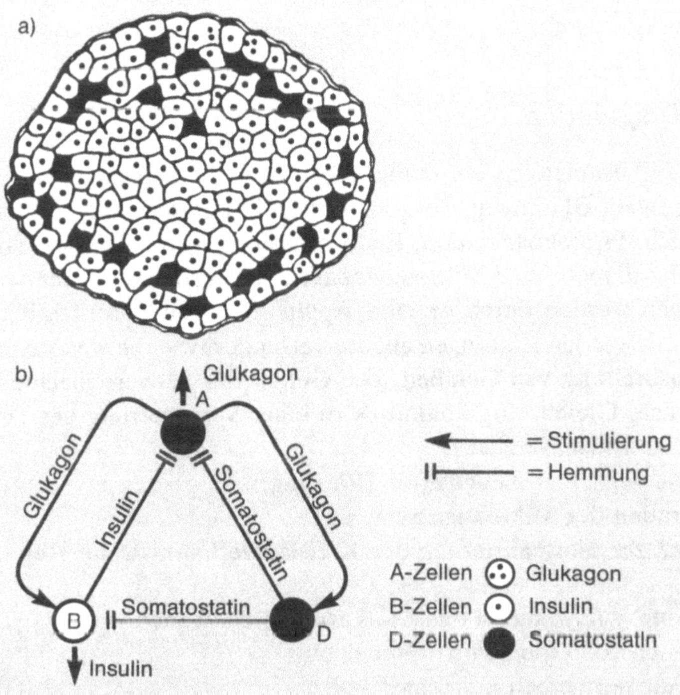

Mögliche Wechselwirkungen zwischen A-, B- und D-Zellen in der Langerhans-Insel.
a) Topographische Beziehung der verschiedenen Zelltypen.
b) „parakrine" Beeinflussung durch Sekretionsprodukte (nach Unger).

Langzeitdiabetes

Diabetesform mit mehr als 20jähriger Dauer der Insulinabhängigkeit. Der Begriff dient als Indikator für die zunehmende Häufigkeit diabetischer Spätschäden wie Mikroangiopathie (Glomerulosklerose, Retinopathie) und Polyneuropathie. Erfahrungen der letzten Jahre haben gezeigt, daß die exakte Stoffwechselführung beim Diabetes auch nach mehr als 20jähriger Dauer eine rasche Progredienz der Spätschäden verhindert.

Langzeitinsulin

↑ Verzögerungsinsulin, Depotinsulin

Laser-Koagulation

Effiziente Therapieform bei diabetischer Retinopathie, Netzhautablösung, rezidivierenden Blutungen, Periphlebitis und Tumoren im Netz- und Aderhautbereich (Photokoagulation, Erstbeschreiber Meyer-Schwickerath 1959). Die bei der diabetischen Mikroangiopathie der Retina auftretenden Mikroaneurysmen werden durch gezielte Applikation von Laserlichtblitzen verödet. Damit werden Blutungen ebenso verhindert wie die weitere proliferierende Ausbreitung von Gefäßen. Die Gefahr der Sehverschlechterung vermindert sich. Gleichzeitig kommt es zu einer Verbesserung der Diffusionsverhältnisse in der Netzhaut.
Ergebnisse der Laser-Koagulation (Wessing):

1. Obliteration der Mikroaneurysmen
2. Tendenz zur Normalisierung der Kreislaufverhältnisse im Retina-Strombett
3. Rückgang von Volumen und Schlängelung der Venen
4. Schwinden von Ödemen der Netzhaut
5. Rückgang der gelben Exsudate
6. Raschere Rückbildung der Läsionen beim jüngeren Diabetiker
7. Verhinderung von Glaskörperproliferationen
8. Keine erfolgreiche Laser-Koagulation bei bestehenden Glaskörperproliferationen

Laurence-Moon-Biedl-Bardet-Syndrom

Nach ihren Erstbeschreibern benannte, mit einem hypophysären Diabetes einhergehende gengebundene Anomalie mit Fehlfunktion des Zwischenhirns und Unterfunktion der Hypophyse (Hypogenitalismus, Mißbildungen der Extremitäten, geistige Entwicklungsstörungen, Retinitis pigmentosa).

Leberdiabetes

Von Naunyn geprägter Begriff über die wechselseitigen Einflußfaktoren von Lebererkrankungen und Diabetes mellitus. Die Bezeichnung wird heute bevorzugt für das gleichzeitige Vorkommen einer Leberzirrhose und einer Zukkerkrankheit verwendet. Klinische Statistiken haben ergeben, daß bei der Zirrhose eine 3- bis 5fach höhere Diabeteshäufigkeit gegenüber der lebergesunden Bevölkerung besteht. Man vermutet die Hauptgründe der Pathogenese des Zirrhosediabetes in einer verminderten Insulinempfindlichkeit (weniger zuckerverbrauchende Leberzellen, verringertes Ansprechen der Muskulatur auf Insulin bei erhöhtem Fettsäurespiegel, erhöhte Plasmaglukagonkonzentration, Kaliumverarmung, abnorme Plasmabildung des Insulins mit sinkender biologischer Aktivität). Die relative Insulinresistenz des Organismus führt zu einer überhöhten Belastung der Langerhansschen Inselzellen mit deren fortschreitender Erschöpfung und Diabetesmanifestation.

Die Bezeichnung Leberdiabetes hat nichts mit der beim Übergewichtsdiabetes häufigen Fettleber zu tun. Diese ist primär ein nutritives Problem (hepatisches Fettdepot bei gesteigerter Triglyzeridsynthese ohne Zirrhoseprogredienz). Finden sich eine Leberzirrhose, ein Diabetes mellitus und bräunliche Hautpigmentation, spricht man von ↑ Bronzediabetes oder Hämochromatose.

Legalsche Probe

Nachweismethode für die Ketonkörper Azeton und Azetoazetat, die im alkalischen Milieu mit Natriumnitroprussid einen violetten Farbkomplex ergeben. Das Reaktionsprinzip findet auch in Teststreifen Anwendung. Das β-Hydroxybutyrat dagegen wird mit der Legalschen Probe nicht erfaßt. Eine Beeinträchtigung der Methode kann durch einige Abführmittel hervorgerufen werden.

Lentopathia diabetica

Mit der Diabetesdauer an Intensität und Häufigkeit zunehmende Kataraktbildung der Augenlinse, vom Erscheinungsbild her dem Altersstar entsprechend. Davon unterschieden werden schneeflockenartige Trübungen, die beim jugendlichen Diabetes selten vorkommen und sich subkapsulär entwickeln. Die weißen Flecken dehnen sich im Laufe der Jahre zu radiären Trübungen aus und können eine totale ↑ Katarakt induzieren. Von der Lentopathia diabetica (Cataracta diabetica) zu trennen sind linsenbedingte Akkommodationsstörungen bei frisch eingeleiteter Insulintherapie des Diabetes, die auf eine akute Änderung des Elastizitätszustandes der Linsen infolge verbesserter hydropischer Bedingungen zurückgeführt werden (zunehmende Kurzsichtigkeit im Anfangsstadium des Diabetes, Normalisierung der Refraktionsschwäche im Laufe der Behandlung).

Vermutete Ursachen der diabetischen Lentopathie

1. Hyperglykämie des Kammerwassers, vermehrtes Auftreten toxischer Stoffwechselderivate
2. Photochemische Aktivität umgebauter Eiweißkörper in der Linse
3. Erschwerter Stoffaustausch im Ziliarkörperepithel durch dessen degenerativen Umbau
4. Veränderte Permeabilität der Linsenkapsel
5. Verquellung der Linse durch gestörte Osmolarität
6. Azidose und pH-Verschiebung als Folge des gestörten Kammerwasserstoffwechsels

Lipaemia retinalis

Gelbliche Verfärbung der Netzhautgefäße, gelbliches Schimmern der gesamten Netzhaut und auch vereinzelter Aderhautgefäße bei entgleisendem Diabetes mellitus mit sehr hohem Triglyzeridspiegel. Im Fundusbild lassen sich Arterien und Venen kaum noch voneinander unterscheiden und erscheinen im Lumen weiter als üblich. Die Lipaemia retinalis demonstriert lediglich ein Zustandsbild des entgleisten diabetischen Stoffwechsels und verschwindet bei Normalisierung.

Lipodystrophie

Atrophie des subkutanen Fettgewebes am Ort subkutaner Insulininjektionen, wahrscheinlich Folgezustand einer insulinallergischen Spättyp-Reaktion. Es kommt zu eingesunkenen Hautarealen, was insbesondere bei Kindern, Jugendlichen und Frauen auch zu kosmetischen Problemen führt. Häufigkeit: 10% aller insulinspritzenden Diabetiker. Die Lipodystrophie ist in den meisten Fällen zu verhindern, wenn möglichst reines Insulin verwendet und das Hormon nach einem festen Injektionskalender appliziert wird.

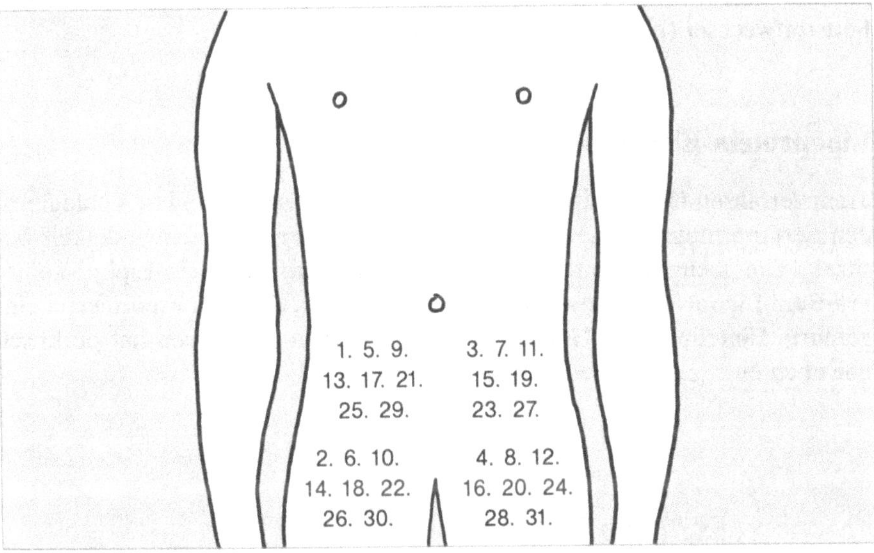

Insulinspritzstellen nach Kalender – Rotationsprinzip.

Lipolyse

Abbau und Mobilisierung des körpereigenen Depotfetts, wesentlicher biochemischer Vorgang während jeder Gewichtsreduktion (neben der dabei zwangsläufigen Ausschwemmung des extrazellulären Volumens), eingeleitet durch kontrainsulinäre Faktoren wie Glukagon, Adrenalin, Somatotropin und Thyroxin. Der Vorgang korreliert mit dem Insulinmangel (der magere IDDM-Patient hat eine ausgedehnte Lipolyse hinter sich) und läßt sich durch Insulinzufuhr prompt stoppen. Insulin ist das einzige Hormon, das die Lipolyse weitgehend blockiert (Fettsucht durch Hyperinsulinismus, Insulinmastkur beim Diabetes mit falschindizierter Injektionsbehandlung).

Lipoproteinämie

Normales Vorkommen von lipidtransportierenden Proteinkomplexen der Fraktionen VLDL (very low density lipoproteins), der LDL (low density lipoproteins) und der HDL (high density lipoproteins). Daneben schwimmen in Abhängigkeit von den Mahlzeiten reichlich ↑ Chylomikronen im Blut, die normalerweise im Nüchternzustand nicht nachweisbar sind. Erst beim Überschreiten bestimmter Meßgrenzen der Lipoproteinspiegel spricht man von ↑ Hyperlipoproteinämie. Sie ist beim schlecht eingestellten Diabetes die Regel. Ein Gütezeichen des optimal eingestellten Diabetes ist ein normalisierter Fettstoffwechsel (Normolipoproteinämie).

Lipoprotein-Elektrophorese

Trennverfahren für die Lipoproteine, die im elektrischen Feld in Analogie zu den Serumproteinen eine unterschiedliche Wanderungsgeschwindigkeit besitzen. Die Trennung unterscheidet ↑ Chylomikronen, Beta-Lipoproteine, Prä-Beta-Lipoproteine sowie Alpha-Lipoproteine. Die von Fredrickson eingeführte Einteilung der Hyperlipoproteinämien in fünf Typen hat praktisch nur noch eine geringe Bedeutung.

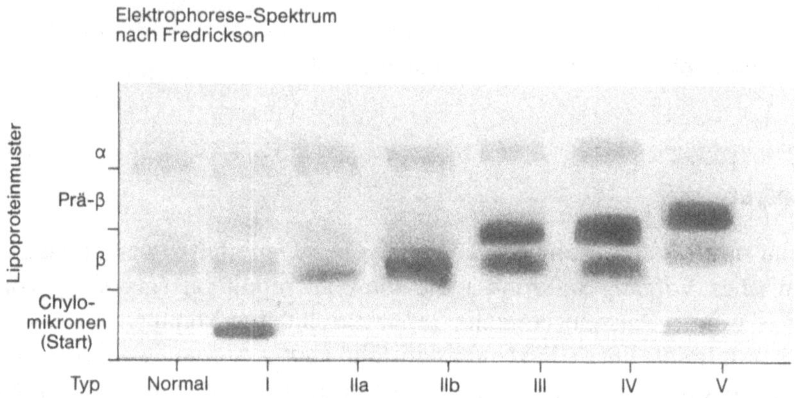

Makroangiopathia diabetica

Im Zusammenhang mit Diabetes beobachtete beschleunigte Atherosklerose der arteriellen Gefäße. Betroffen sind vor allem die Herzkranzgefäße (Koronarsklerose mit Infarktgefahr), ferner die Nierengefäße (arteriolosklerotischer Hochdruck mit Niereninsuffizienz), die peripheren Gefäße der Extremitäten (arterielle Verschlußkrankheit) und die zerebralen Gefäße (zerebrovaskuläre Insuffizienz und Insult). Mit zunehmender Diabetesdauer erhöht sich die Häufigkeit vaskulärer Erkrankungen mit Todesfolge. Das kardiovaskuläre Risiko ist am höchsten.

Die Entwicklung der diabetischen Makroangiopathie entspricht der heute gängigen Vorstellung der Atherosklerose-Progredienz: Nach Verdickung der Intima durch Einwanderung glatter Muskelzellen werden fettige Streifen durch Lipideinlagerungen ausgebildet, die im weiteren Verlauf infolge der Proliferation der glatten Muskelzellen sklerosieren. Die Sklerosierung wird durch Kollagenbildung verstärkt und das Gewebe mit elastischen Fasern und Mukopolysacchariden sowie Lipidablagerungen durchsetzt. Es entwickeln sich fibröse Plaques. Lipide und nekrotisches Zellmaterial sammeln sich in der Nähe der Elastica interna, proliferierende Muskelzellen decken mit starker Lipidspeicherung und Kollagenbildung entstehende Defekte ab, neue Endothelzellen können wieder darüber hinwegwachsen. Es kommt zu einer schrittweisen Lumeneinengung mit klinischer Symptomatik.

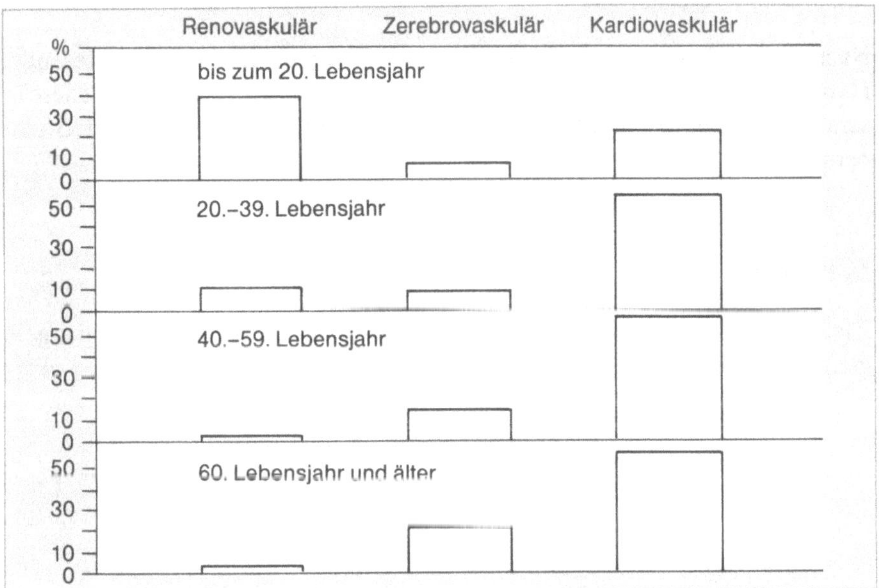

MAGE (Mean amplitude of glycaemic excursions)

Mittlere Höhe der Blutzuckerschwankungen als Kenngröße der Diabetes-Einstellung. Bei niedrigem MAGE gilt der Diabetes-Stoffwechsel als gut kompensiert, bei sehr hohen Amplituden liegt es nahe, an eine schlechte Stoffwechselführung zu denken. Durch Verteilung der Nahrungszufuhr auf mehrere Mahlzeiten/Tag, durch diätetische Zubereitungen in Form von faserreicher Kost und auch mit neuen Medikamenten (Kohlenhydratdigestionsverzögerung) gelingt es heute, die Kenngröße MAGE niedrig zu halten.

Makrosomie (fetale Hypertrophie)

↑ Schwangerschaftskomplikationen

Maturity-onset-Diabetes

↑ Typ-II-Diabetes mellitus, Erwachsenen-Diabetes, MODY-Diabetes

McQuarrie-Syndrom

Nach seinem Erstbeschreiber benanntes Krankheitsbild mit rezidivierenden Hypoglykämien infolge nicht angelegter A-Zellen der Langerhansschen Inseln. Weil Glukagon fehlt, kommt es nicht zur Glykogenolyse und Glukoneogenese in der Leber.

Melliturie

Zuckerausscheidung im Urin, beim Diabetes Folge der Hyperglykämie, gelegentlich auch durch renale Ursachen (Tubulopathien) ausgelöst.

Microangiopathia diabetica

Spätkomplikation des Diabetes, von der nahezu alle Gewebe betroffen sind. Die Microangiopathia diabetica ist charakterisiert durch gestörte Durchblutung des Kapillarbetts und durch klinisch relevante Erkrankungen wie ↑ Kimmelstiel-Wilson-Syndrom, ↑ Nephropathia diabetica und kutane diabetische Gangrän. Sie tritt auch auf im Rahmen der Neuropathia diabetica und der koronaren Herzerkrankung (diabetische Kardiomyopathie). Neben dem Nierenbefall ist der retinale Befall (↑ Retinopathia diabetica) die klinisch wichtigste Form dieser Gefäßerkrankung beim Diabetes, die zur häufigsten Ursache der Erblindung vor dem 60. Lebensjahr geworden ist. Infolge des geschwundenen Risikos, an Frühkomplikationen des Diabetes zu sterben (Koma oder nicht beherrschbare Infektion), ist die Mikroangiopathie beim Diabetes eine offenbar zwangsläufige Spätkomplikation, die allerdings durch gute Stoffwechselführung in ihrer Manifestation und Progredienz erheblich zu beeinflussen ist.

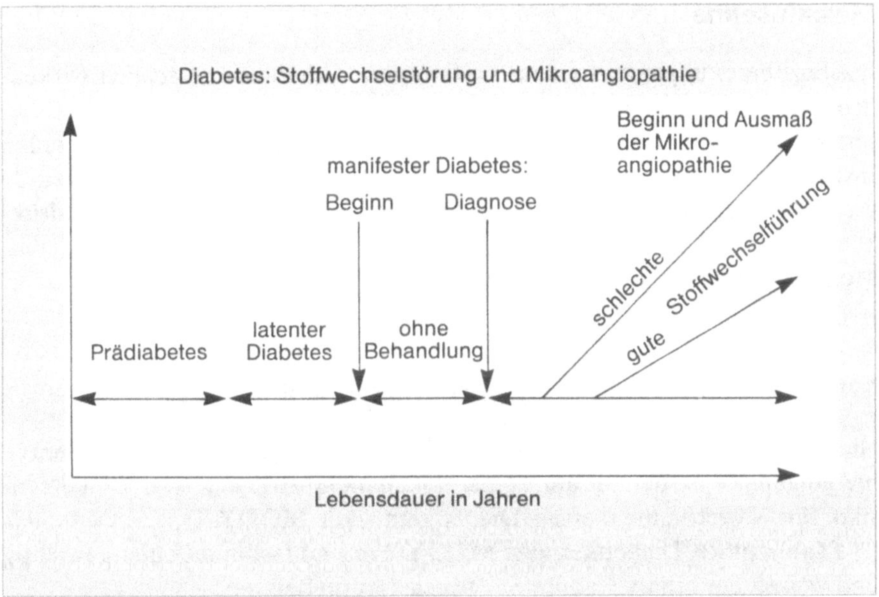

Miescher-I-Syndrom

Erbliche ↑ Acanthosis nigricans mit u. a. Infantilismus, Cutis verticis gyrata, Hyperkeratosen und Diabetes mellitus.

Mikroaneurysma

Im Rahmen der Retinopathia diabetica auftretende Gefäßveränderungen, die sich an geraden Kapillarstrecken entwickeln, den venösen Kapillarschenkel bevorzugen und regelmäßig gequollene Endothelzellen und verdickte Basalmembranen durch Einlagerung von Mukopolysacchariden, Phospholipiden, Cholesterinestern und Neutralfetten aufweisen. Die Aussackungen werden offenbar durch den gesteigerten intravasalen Druck an den Biegungsstellen der Kapillaren hervorgerufen. Wichtig scheinen auch strukturelle Störungen der betroffenen Kapillare zu sein (Perizytenverlust). Das kapillare Endothel hingegen bleibt intakt. Man vermutet, daß die Aneurysmen Ausdruck einer beginnenden Kapillarsprossung sein könnten. Die beste Therapie der Mikroaneurysmen ist die ↑ Laser-Koagulation, mit der man bereits im Frühstadium drohende Blutungen verhindern kann.

Mischinsuline

Insulinzubereitungen mit einem bestimmten Verhältnis von schnell wirkendem Alt-Insulin zu einem Intermediär- bzw. Verzögerungs-Insulin. Mit dieser Mischung wird versucht, den trägen Initialeffekt der länger wirksamen Insulinformen zugunsten eines Insulinstoßeffektes zu wandeln, um gerade die postgrandialen Blutzuckerspitzen nach der ersten Tagesmahlzeit zu drükken. Klassische Vertreter der Mischinsuline: Komb-Insulin, Initard-Insulin, Monotard-Insulin (↑ Kombinationsinsulin).

MODY-Diabetes (Maturity-onset-diabetes of the young)

Nicht-insulinabhängiger, nicht-progredienter Diabetes vom Erwachsenentyp bei jungen Menschen mit autosomal dominantem Erbgang. Das Diabetesrisiko für Nachkommen eines Diabetikers vom MODY-Typ beträgt 50% (↑ Familiarität). Diabetiker vom MODY-Typ sind fast immer übergewichtig und weisen ein relativ stabiles Stoffwechselverhalten auf.

Monocomponent-Insulin (MC)

Durch Ionenaustausch-Chromatographie hochgereinigtes Insulin, das nach Entfernung der stärker antigenen Fraktionen A und B nur noch die offenbar immunogen-neutrale C-Fraktion enthält, die ihrerseits mehr als 95% reines Insulin beinhaltet. Die MC-Insuline eignen sich zur Umstellung bei Patienten mit Insulinallergie, auch bei Umstellung auf neue Insulinzubereitungen nach einer Stoffwechselverschlechterung. Durch bisher großzügigen Einsatz dieser Insulinformen ist die Zahl der Insulinallergien rückläufig, der Insulinbedarf niedriger. Auch bei der ↑ Lipodystrophie hat sich der Einsatz der MC-Insuline bewährt, was die immunallergische Pathogenese dieser kosmetischen Störung zu bestätigen scheint.

Morgagni-Syndrom

Kombiniertes Auftreten von Übergewichts-Diabetes mit Virilismus, Amenorrhö und Hyperostosis frontalis interna. Man vermutet eine Überfunktion der Nebennierenrinde infolge ACTH-Mehrausschüttung mit gesteigerter Androgenbildung und relativer Ovarialinsuffizienz.

Myosinstrukturveränderung

Im Tierversuch nachgewiesene, für den Diabetes charakteristische Umschichtungen der Myosinfraktionen der Herzmuskelzellen, vermutlich einer der mitverursachenden Faktoren für die Entwicklung der diabetischen ↑ Kardiomyopathie.

Bei der Differenzierung der verschiedenen Myosinfraktionen läßt sich die Fraktion HV_3 in pathologisch überhöhten Mengen nachweisen. Nachdem diese allerdings den niedrigsten Gehalt an Ca-ATPase hat, wird hier auch der geringste Energieumsatz vermutet. Man folgert, daß die diabetische Kardiomyopathie auf der Basis einer eigenständigen Kontraktilitätsminderung entsteht, die ihre Ursache in Struktur- und Funktionsveränderungen des Myosins und seiner Unterfraktionen hat.

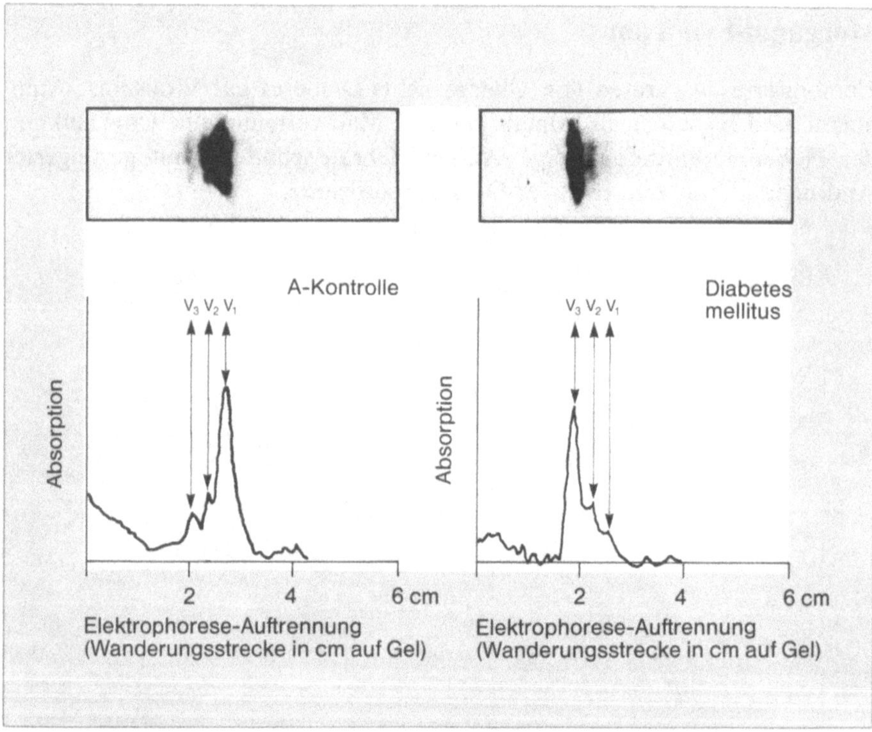

Die kontraktilen Proteine der Herzmuskelzelle, Myosin und seine Fraktionen, erfahren beim Diabetes charakteristische Veränderungen. Durch elektrophoretische Auftrennung wird eine gegenüber dem Normalen geänderte Relation der Fraktionen V_1, V_2 und V_3 offenbar. Im Ventrikelmyokard des diabetischen Herzens überwiegt V_3 – Myosin, was eine der Ursachen für die Leistungsminderung der diabetischen Kardiopathie sein kann. A. Pietri et al.: Diabetes 29, 668 (1980).

Nährstoffrelation

Verhältnis der Anteile von Kohlenhydraten (Kh) zu Fett (F) zu Eiweiß (E) an den Gesamtkalorien der individuellen Diabetesdiät. Die jeweils empfohlene Nährstoffrelation war viele Jahre eine Frage der „Ideologie verschiedener Diätschulen" und variierte zwischen fettreichen/kohlenhydratarmen und kohlenhydratreichen/fettarmen sowie auch freien Kostformen.

	Kh	F	E
Allgemeine Ernährung (BRD)	47,8%	39,6%	12,6%
Diabetesdiät (BRD)	40–45%	35–40%	15–20%
Empfehlung Amerikanische Diabetes-Gesellschaft (ADA)	50–60%	ca. 30%	12–20%

Necrobiosis lipoidica

Mit dem Diabetes korrelierte Dermatose, meist an den Unterschenkelstreckseiten bei Frauen, einhergehend mit rötlich-braunen Papeln, von lividem Saum umgeben mit einer Entwicklung bis hin zu einer prozellanfarbenen sklerodermiformen Platte. Diese wird vom Zentrum her atrophisch und verfärbt sich fleckig gelb bis braun. Die Ursache dieser Hauterkrankung ist bisher nicht bekannt. Als Therapie haben sich lokale Kortikoidzubereitungen bewährt (↑ Bullosis diabeticorum).

Nephropathia diabetica

Krankheitsbild der diabetischen Niere mit der typischen Kombination von gefäßbedingten Veränderungen und entzündlichen Organschäden. Je nach aktuellem Befund überwiegt die eine oder andere Komponente, wobei gefäßbedingte Minderperfusionen das Angehen von Infektionen offenbar begünstigen. Zur diabetischen Nierenerkrankung gehören

1. Glomerulosklerose (↑ Kimmelstiel-Wilson-Syndrom),
2. diabetische Arteriolosklerose der Nieren (wie sie auch bei der hochdruckbedingten Form auftritt),
3. Papillennekrosen,
4. Pyelonephritis mit aszendierendem Verlauf und interstitieller Ausbreitung.

Das therapeutische Bemühen muß einerseits durch optimale Stoffwechseleinstellung die Progredienz der Gefäßschäden verhindern oder verzögern und andererseits Infektionen rasch und wirksam (resistenzgerecht) beseitigen.

Das Therapieverfahren bei terminaler Niereninsuffizienz war früher die chronische Hämodialyse mit dem Nachteil häufiger Komplikationen (CIMINO-Fistel-Probleme, Blutungskomplikationen unter der Antikoagulation, insbesondere bei Vorliegen von proliferativen Retinopathien usw.). In neuerer Zeit wird deshalb das Verfahren der chronisch-ambulanten Peritoneal-Dialyse (CAPD) bevorzugt, die technisch einfacher ist und nur relativ selten durch Komplikationen (Peritonitis, Kathetertunnel-Infekte usw.) erschwert wird.

Nephropathia diabetica

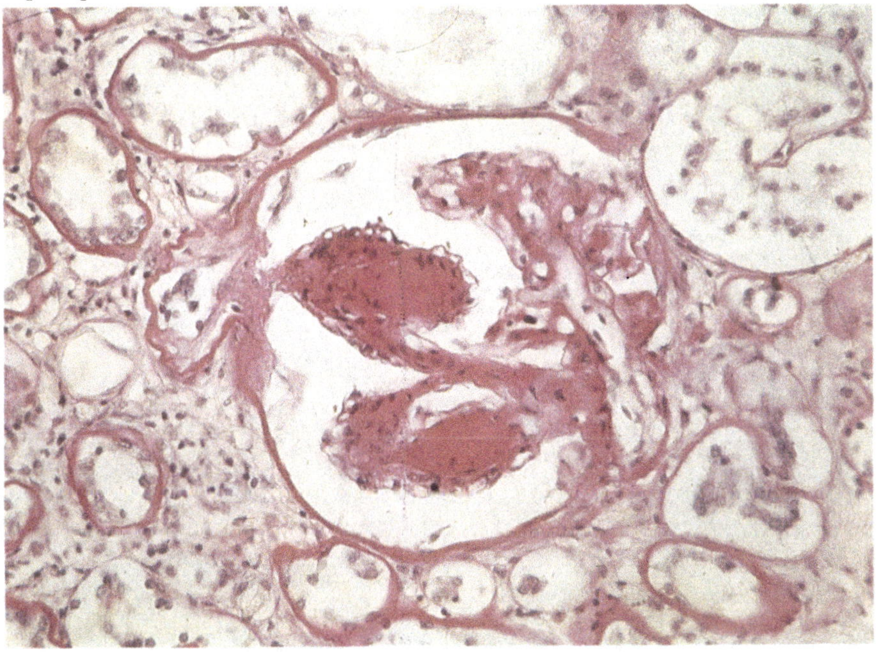

Glomerulosklerose

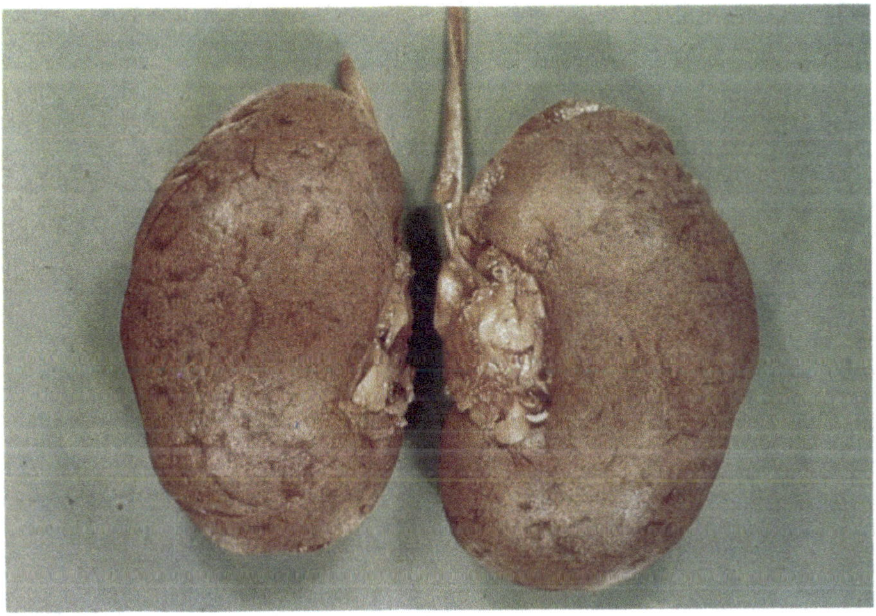

Arteriosklerotische Schrumpfniere

Nephropathia diabetica

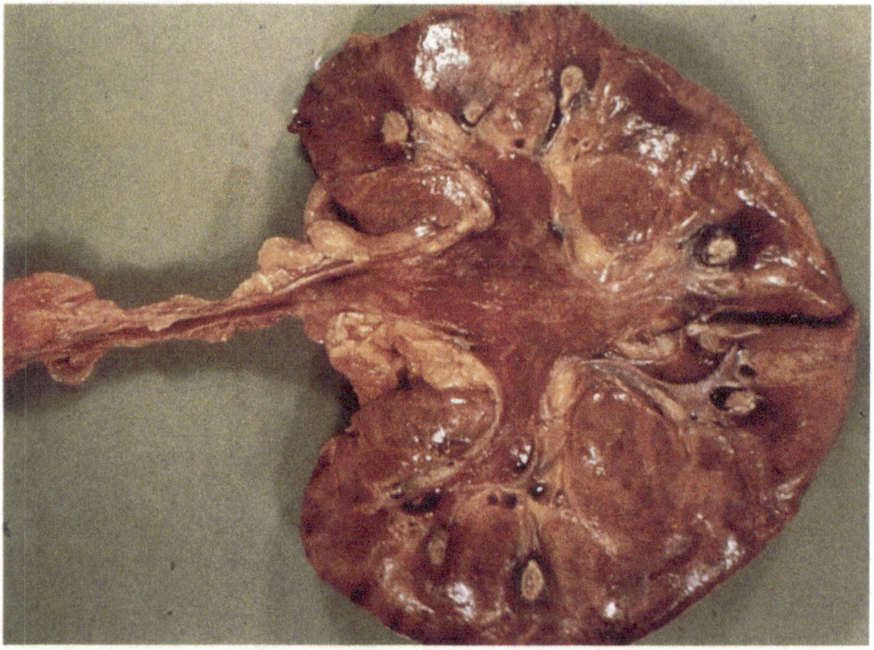

Papillen-Nekrose

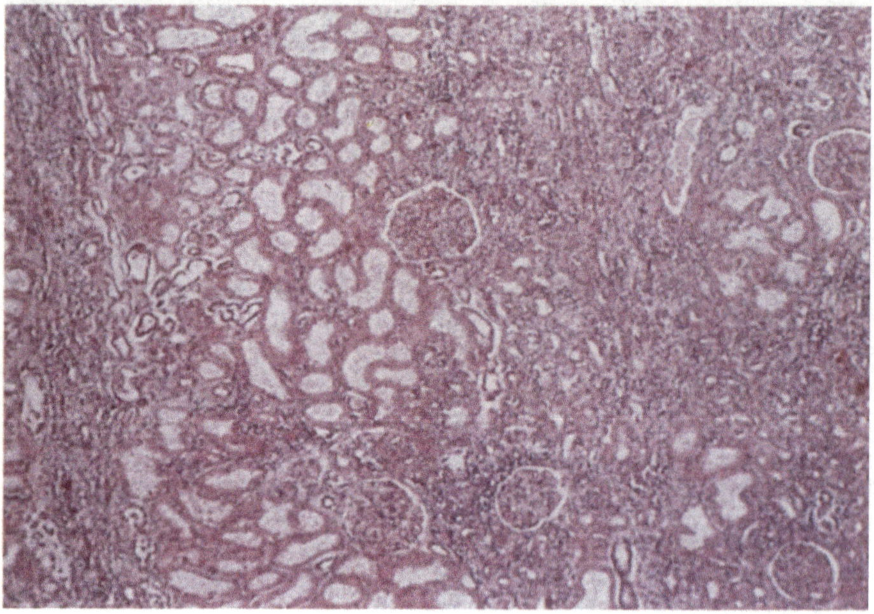

Pyelonephritis chronica

Netzhautablösung

↑ Retinopathia diabetica

Neuropathia diabetica

Bei bis zu 50% aller Diabetiker auftretende bzw. zu erwartende neurologische Erkrankung mit vielfältigem Symptomenbild. Subjektiv geht sie einher mit sensiblen Reizerscheinungen und Muskelschwächen, objektivierbar sind Reflexstörungen. Sensibilitätsausfälle, motorische Paresen, vegetative Störungen und Paresen der Hirnnerven. Auf Grund von qualitativen Schwerpunkten der objektiven Ausfälle ist eine Einteilung der diabetischen Polyneuropathie in vier Formen sinnvoll (Bischoff):

1. Klassische bilateral-distale, vorwiegend sensible sensomotorische Form
2. Proximale, vorwiegend motorische, sog. amyotrophische Form
3. Autonome vegetative Polyneuropathieform
4. Polyneuropathie mit Hirnnervenbefall

Infolge Häufigkeit und Resistenz der Beschwerden steht die distale, vorwiegend sensible Polyneuropathie, die sockenförmig angelegte Sensibilitätsstörung klinisch im Vordergrund. Bei den proximalen Formen überwiegen motorische Ausfälle der Schultergürtelmuskulatur, bei den autonomen vegetativen Polyneuropathieformen die trophischen Störungen, die Vasodysregulation, die pathologische Schweißsekretion und dystone Störungen der glatten Muskulatur des Intestinaltraktes und des Urogenitaltraktes. In den letzten Jahren sind zur Diagnose der autonomen Neuropathie zahlreiche Tests und Untersuchungsmethoden entwickelt worden wie die Analyse der Ruheherzfrequenzschwankungen (Beat-to-Beat-Phänomen), Pupillometrie, Harnblasen-Tonometrie, Orthostase-Versuch am Kipptisch, Hypoglykämie-Test zur Überprüfung der insulininduzierten hormonellen Glukosegegenregulation, Phallometrie und Schweißtest. Bei der vierten Gruppe der Polyneuropathie mit Hirnnervenbefall ist die diabetische Fazialisparese am häufigsten, gefolgt von der diabetischen ↑ Ophthalmoplegie, der Augenmuskellähmung. Die Pathogenese der diabetischen Polyneuropathie ist nach wie vor umstritten; man vermutet eine multifokale Anoxie als Teilursache ebenso wie metabolische Defekte. Hierfür sprechen segmental auftretende Demyelinisierungen der dickbemarkten Nervenfasern. Andererseits gibt es primäre Axonschädigungen der dünnen Nervenfasern, die eher metabolisch verursacht sind. Wegen der ungeklärten Ursache ist auch die Behandlung rein empirisch und symptomatisch, gelegentlich helfen hohe Dosen von Alpha-Liponsäure (Thioctsäure), hin und wieder auch sehr hoch dosiertes Vitamin B_{12}.

NIDDM (Non-insulin-dependent diabetes mellitus)

↑ Typ-II-Diabetes mellitus

NIS (Nahe-normoglykämische Insulinsubstitution)

Effizienteste Methode der Insulinbehandlung, die auf voneinander getrenntem Ersatz des basalen und prandialen Insulins mittels eines Dosiergerätes (↑ Insulin-Infusionspumpe) oder täglich multipler Injektionen basiert.

Nulldiät

Kalorienfreie Ernährungsform zur raschen Gewichtsabnahme. Bei freier Flüssigkeitswahl und ausreichender Deckung des Vitamin- und Elektrolytbedarfs wird jegliche Nährstoffzufuhr eingestellt. Bei einem Diabetes vom Übergewichtstyp mit Insulinresistenz und hochgradiger Fettstoffwechselstörung oftmals eklatante Verbesserung unter Verzicht auf Insulin und orale Antidiabetika. Die Nulldiät wird wegen gelegentlicher Komplikationen (Katabolismus, Herzmuskeldefekte und Nierenveränderungen) nicht mehr großzügig eingesetzt. Ein Langzeiterfolg nach Nulldiät im Sinne der Normalisierung pathologischen Eßverhaltens ist umstritten.

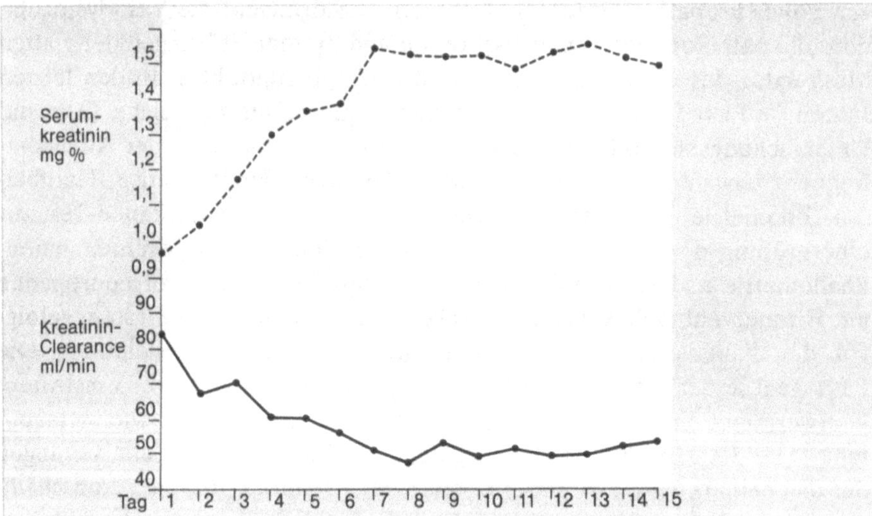

Unter kalorienfreier Flüssigkeitszufuhr („Nulldiät") bis 2,5 l täglich kommt es zu deutlicher Retention des Serumkreatinins (==) und zu einer Abnahme der Filtrationsmenge, dargestellt mit der Kreatinin-Clearance (—) im Verlauf von 15 Tagen. Modif. nach E. Schulz und P. Schräpler: Med. Klin. 72, 253 (1977).

Oligosaccharide

Kurzgliedrige Kohlenhydratketten, die bis zu 12 Monosaccharide enthalten und durch Spaltung mittels Phosphorylasen, Glykosidhydrolasen und Transglykosidasen in ihre einzelnen Saccharidbausteine zerfallen. Ihre Bedeutung für die Diabetestherapie liegt in der Tatsache, daß bei rascher Spaltung der Kohlenhydratketten beschleunigt Monosaccharide resorbiert werden und blutzuckerwirksam sind (bekannter Befund der postprandialen Hyperglykämie bei bevorzugt oligosaccharidreicher Kostzufuhr).

Ophthalmoplegie

Sonderform der diabetischen Neuropathie mit Hirnnervenparese; betroffen ist der N. oculomotorius. Die Parese ist meist unvollständig und betrifft vorwiegend die Motorik des Augapfels. Die Pupillenreaktion ist erhalten, die Prognose meist günstig.

Palatinit

Neben Fruktose, Sorbit und Xylit neuerer Zuckeraustauschstoff, benannt nach seiner Entdeckung in der Pfalz (Palatinum). Palatinose ist ein äquimolares Gemisch aus den beiden Disacchariden Alpha-D-Glucopyrasido-1,6-Mannit und Alpha-D-Glucopyrasido-1,6-Sorbit. Palatinit ist süßschmekkend, wasserlöslich, weiß, nicht hygroskopisch und geruchlos. Die 1,6-glykosidische Bindung ist sehr stabil und wird von den Glukosidasen des Menschen kaum gespalten. Palatinit ist im Gegensatz zu Saccharose gegenüber Hitze, Alkali und Säureeinwirkung wesentlich stabiler. Der Sinterungspunkt liegt zwischen 145 und 150 °C (Saccharose: 169–170 °C, Xylit: 93–94 °C, Sorbit: 97,5 °C, Fruktose: 150 °C). Die Süßkraft von Palatinit entspricht etwa 45% derjenigen einer 10%igen Saccharoselösung.

Bei der Spaltung von Palatinit durch Alpha-Glukosidasen entstehen 50% Glukose, 25% Sorbit und 25% Mannit, die auf bekannten Stoffwechselwegen abgebaut werden. Ein großer Teil von Palatinit gelangt in den Dickdarm, wird dort mikrobiell vergoren und entgeht somit der energetischen Nutzung.

Sowohl bei Stoffwechselgesunden als auch bei Diabetikern bewirkt die orale Zufuhr von Palatinit keine wesentliche Erhöhung der Blutglukose sowie des Seruminsulins. Palatinit ist somit für die Diabetesdiät sehr gut geeignet. Die objektive Verträglichkeit ist gut, subjektiv werden jedoch in Abhängigkeit von der Dosis Nebenwirkungen (Blähungen und Diarrhöen) beobachtet.

Pankreas, künstliches

Glukosekontrolliertes Insulin-Glukose-Infusionssystem zur Normalisierung des Stoffwechsels bei Diabetes mellitus (Therapie des diabetischen Komas, perioperative Versorgung von Insulinmangeldiabetikern), vorerst noch Diabeteszentren und Spezialkliniken vorbehalten. Mit hohem technischen Aufwand werden die Langerhansschen Inselzellen vorübergehend ersetzt. Das künstliche Pankreas (Pankreas-Computer) besteht aus drei Teilen: dem Glukosefühler (Sensor), dem Rechner (Computer) und dem Pumpsystem für Insulin und Glukose. Der mit dem Blut durch eine Sonde in ständigem Kontakt stehende Glukosefühler übermittelt die Zuckerkonzentration des Blutes fortlaufend an den Rechner, der den Insulinbedarf ermittelt und entsprechend die Pumpsysteme steuert. Alle Meßwerte zur Überwachung und Registrierung werden auf einem Endlosprotokoll ausgedruckt. Das Hauptproblem bei der angestrebten Miniaturisierung des Automaten ist der ↑ Glukosesensor, der zu häufigen Störungen (Verklebung, Thrombosierung der Sonde) neigt. Eine dem Herzschrittmacher ähnliche Implantationsgröße für das künstliche Pankreas gilt als erreichbares Ziel. In Einzelfällen wird dieses Verfahren schon praktiziert.

Pankreas, künstliches

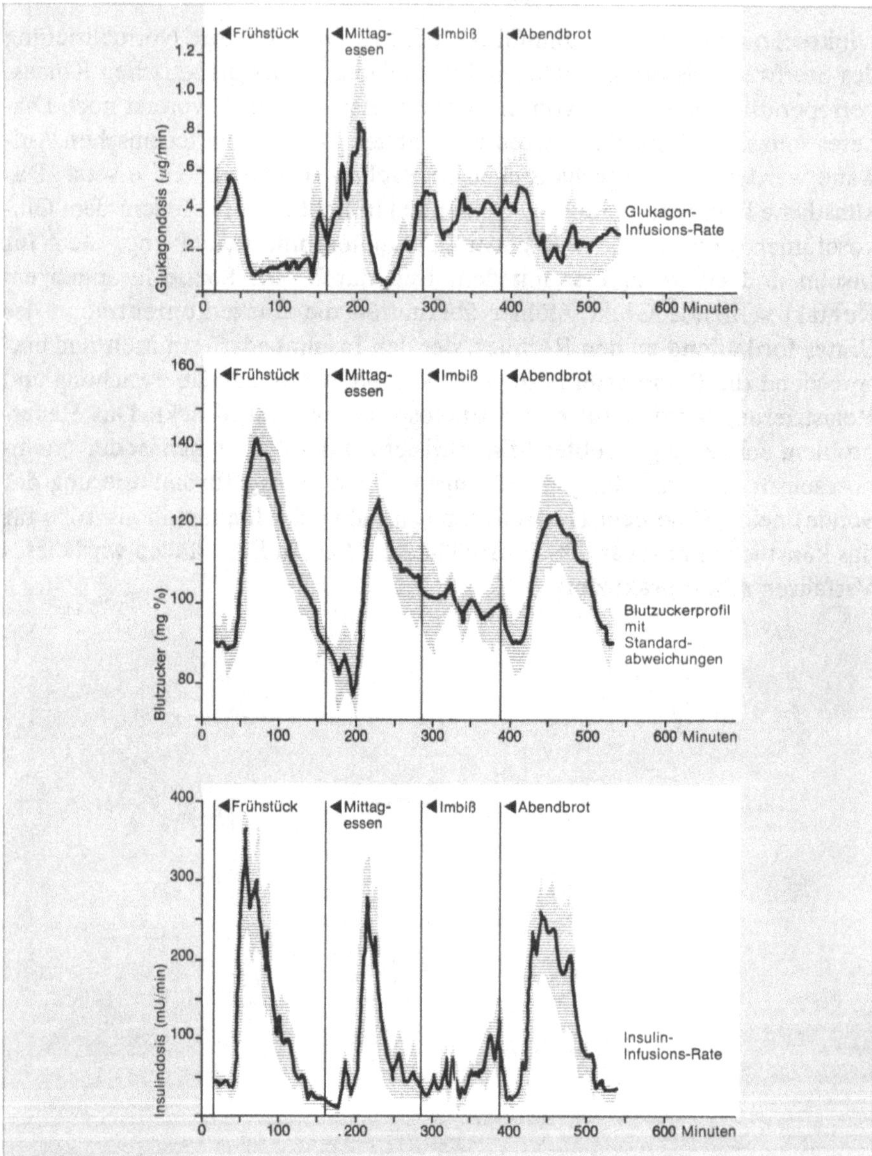

Blutzucker unter Kontrolle: Mittelwerte einer klinischen Studie bei 8 insulinabhängigen Diabetikern aus dem Pankreas-Computer über die Zeit.
Obere Kurve: Blutzuckerkurve in mg%, mittlere Kurve: Insulin-Infusionsmengen, untere Kurve: Glukagon-Infusionsmengen. Während Zuckerprofil und Insulinspiegel weitgehend synchron und parallel verlaufen, verhält sich die Glukagon-Kurve spiegelbildlich. Modif. nach E. B. Marliss, F. T. Murray, E. F. Stokes, B. Zinman, A. F. Nakhooda, A. Denoga, B. S. Leibel and A. M. Albisser: Diabetes 26 (1977).

Pankreas-Transplantation

Operativer Ersatz der erkrankten Bauchspeicheldrüse durch ein gesundes Transplantat, häufig auch in Kombination mit gleichzeitiger Nierentransplantation, oder die Übertragung von Inselzellen. Bisherige Ergebnisse, teilweise erst im Tierexperiment, zeigen, daß mit beiden Methoden postoperativ unterschiedlich lange eine endokrine Funktion erzielt werden kann. Etwa ⅔ der Transplantate funktionierten 12 Monate, ⅓ noch 24 Monate nach Transplantation. Ergebnisse über Langzeiteffekte stehen noch aus, und eine allgemeine Anwendung dieser Therapieform ist wegen der Fülle der noch zu beseitigenden Komplikationen (z. B. Abstoßreaktionen) nur speziellen medizinischen Zentren vorbehalten (↑ Inselzelltransplantation).

Parakriner Effekt

Regulation der Insulinsekretion durch Peptide, die im endokrinen und neuralen Pankreas sezerniert werden. Zu diesen scheint eine größere Gruppe von Stoffen zu gehören, die bisher nur teilweise analysiert werden konnten. Ihnen kommt bei der Steuerung des Insulinsekretionsmechanismus eine modulierende Rolle zu.

PBSP-Klassifikation nach Pedersen

↑ White-Klassifikation

Pentosen

C_5-Zucker Ribose, Desoxyribose, Ribulose und Xylose. Die C_5-Zucker sind in vielen kohlenhydrathaltigen Nahrungsmitteln vertreten, werden im Pentosephosphatzyklus in den Zuckerstoffwechsel einbezogen und tragen somit zur postprandialen Blutzuckersteigerung bei.

PIDRA (Portabler Insulin-Dosier-Regulier-Apparat)

Insulininfusionspumpe mit kontinuierlicher Hormonfreisetzung über kleinste subkutane oder transvenöse Katheter. PIDRA ist die tragbare Kleinausgabe des ↑ künstlichen Pankreas, jedoch ohne Rechner und Glukosesensor. Er ersetzt demnach nicht die Bestimmung der Blutzuckerwerte und erfordert nach wie vor eine exakte Dosierung des Insulins gemäß den jeweiligen Erfordernissen.

Postrezeptordefekt

Insulinresistente Stoffwechselzustände, die sich in bezug auf die ↑ Insulinrezeptoren in ↑ Präzeptor-, ↑ Rezeptor- und Postrezeptordefekte einteilen lassen. Zu den Postrezeptordefekten zählen u. a.: Adipositas, Typ-II-Diabetes, Niereninsuffizienz im Stadium der kompensierten Retention (Urämie), Postaggressionssyndrom, Cushing-Syndrom, Akromegalie, Hyperlipoproteinämie und Infekte.

Prader-Willi-Syndrom

Wahrscheinlich vom Hypothalamus ausgelöster Kleinwuchs in Verbindung mit u. a. Oligophrenie, Adipositas, Hypogenitalismus und im weiteren Verlauf häufig Diabetes mellitus.

Prädiabetes

Klinisch symptomfreies Stadium der Zuckerkrankheit mit noch normaler Glukosetoleranz, das der Diabetesmanifestation um lange Zeit vorausgehen kann. Eine mögliche Prädiabetes-Situation scheint vor allem bei Adipösen ein ↑ Hyperinsulinismus zu sein, bei dem abhängig von den Mahlzeiten extreme Insulinsteigerungen mit entsprechenden Glukoseabsenkungen eintreten. Die einzigen Symptome im Prädiabetesbereich wären dann gelegentliche Hypoglykämien (↑ Protodiabetes).

Prärezeptordefekt

Insulinresistente Stoffwechselzustände, die sich in bezug auf die ↑ Insulinrezeptoren als Prärezeptor-, ↑ Rezeptor- oder ↑ Postrezeptordefekte einordnen lassen. Zu den Prärezeptordefekten zählen u. a.: abnormes Insulin, gesteigerter Abbau von Insulin, Insulinantikörper, gestörte Umwandlung von Proinsulin zu Insulin und Überwiegen der katabolen Hormone.

Proinsulin

Insulinvorstufe einkettiger Hormonstruktur, die 81 Aminosäuren enthält. Durch Abspaltung des ↑ C-Peptids entsteht das aktive Insulin, das jetzt zweikettig vorliegt und nur 51 Aminosäuren enthält.

Prostaglandine

Hormonartig wirkende, lipidlösliche C_{20}-Karbonsäuren (lokale Hormone), die als Mittlersubstanz für zahlreiche Intermediärstoffwechselvorgänge, vor allem aber für die Entzündungsreaktionen verantwortlich sind. Ein Folgeprodukt der Prostaglandine ist das den Thrombozyten entstammende Thromboxan, das bei Diabetes offenbar im Übermaß produziert wird, was die gesteigerte Thrombozytenaggregation bei der Zuckerkrankheit und die damit verbundene erhöhte thromboembolische und atherosklerotische Gefährdung erklären kann.

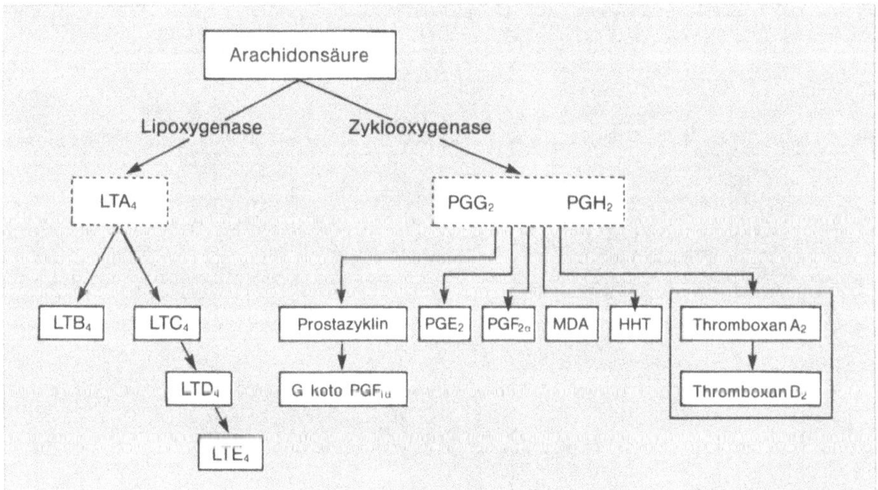

Prostaglandine

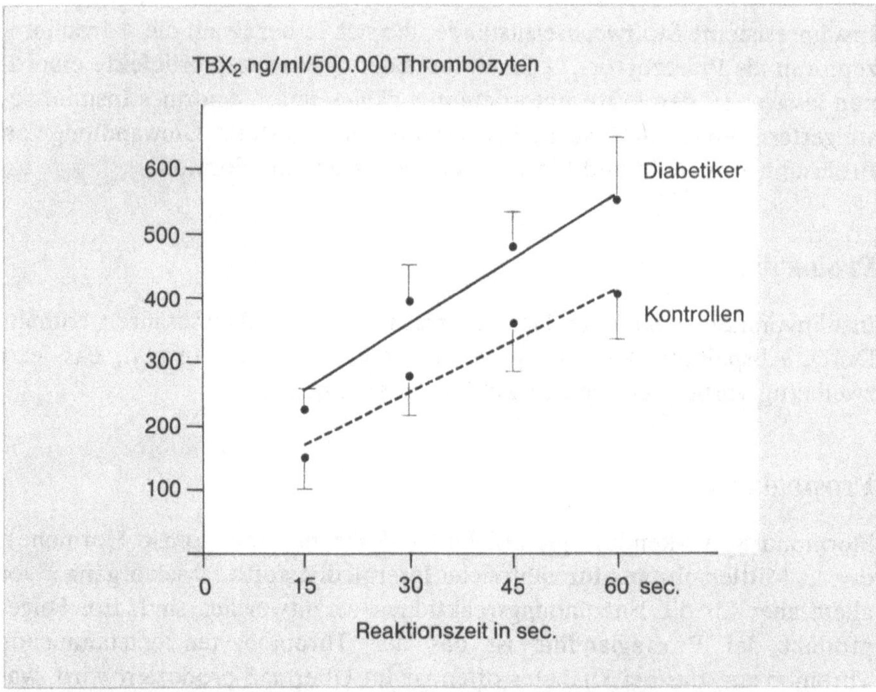

Diabetische Thrombozyten produzieren den Startfaktor für die Plättchenaggregation, Thromboxan (TBX_2), deutlich stärker als gesunde Thrombozyten. Nach Zugabe von Arachidonsäure läuft die Thromboxan-Synthese innerhalb weniger Sekunden ab: eine mögliche Erklärung für die Anfälligkeit des Diabetikers gegenüber Gefäßerkrankungen und ihren thrombotischen Komplikationen.

Proteinmodifiziertes Fasten

Aufnahme hypokalorischer Eiweißhydrolysate aus Milch- und Fleischextrakten, Kollagen und Gelatine. Offenbar ein nicht risikofreies Verfahren zur beschleunigten Gewichtsreduktion stark übergewichtiger Patienten. Trotz Anreicherung der Eiweißzusätze mit essentiellen Aminosäuren kommt es zur negativen Stickstoffbilanz und zum Einschmelzen von Muskeleiweiß mit bedrohlichen Strukturschäden am Herzmuskel. Begleitende Hypokaliämien können Anlaß zu malignen Herzrhythmusstörungen geben, denen tödliche Verlaufsformen angelastet werden. Grundsätzlich bleibt die Modifikation der Eiweißzulagen bei kalorienarmer Kost ein sinnvolles Prinzip zur Verbesserung der Stickstoffbilanz, um den katabolen Effekt der Reduktionskost im Eiweißhaushalt und Muskelstoffwechsel zu verringern.

Protodiabetes

Oberbegriff aller Diabetesvorstadien (a–d)

a) Potentieller Diabetes
Diabetesentwicklung trotz normaler Glukosetoleranz bei dem gesunden Partner eines eineiigen diabetischen Zwillings, bei Nachkommen zweier diabetischer Elternteile und bei Frauen, die ein „big baby" geboren haben. Dem Sinne nach können auch alle extrem Übergewichtigen zu den potentiellen Diabetikern gerechnet werden, weil sich in den meisten Fällen mit fortschreitendem Alter auf Grund der Fettsucht und der damit verbundenen Hyperinsulinämie die Insulinreserven der Bauchspeicheldrüse erschöpfen.

b) Prädiabetes
Symptomfreie Zeit bis zum Auftreten einer Zuckerkrankheit (retrospektive Diagnose).

c) Latenter Diabetes
Patienten mit pathologischer Glukosetoleranz während der Dauer von Schwangerschaft, Infektion, Streßbelastung, Fettleibigkeit.

d) Subklinischer, asymptomatischer Diabetes
Patienten mit eindeutig pathologischer Glukosetoleranz und nicht sicher erhöhten postprandialen oder Nüchternblutzuckerwerten („chemischer" subklinischer Diabetes).

Pseudodiabetes

Begriff für jede pathologische Glukosetoleranz bei noch normaler Insulinsekretion, belegbar durch prompten Insulinanstieg im i. v. Glukosebelastungstest (Karam).

Pseudoperitonitis diabetica

Seltene klinische Komplikation des diabetischen Comas mit diffusem Abdominalschmerz, heftigem Erbrechen und motorischer Unruhe. In Einzelfällen ist es sehr schwierig, eine tatsächlich eingetretene abdominelle Entzündung klinisch auszuschließen (Perforation eines Hohlorgans, Appendizitis). In manchen Fällen entschließt man sich zum operativen Eingriff, auch in Kenntnis der Comadiagnose. Bei mutigem Zuwarten bessern sich die meisten Fälle von Pseudoperitonitis diabetica unter Besserung der Stoffwechsellage. Als Ursache werden azidosebedingte hypermotorische Zustände der Magen-Darm-Peristaltik bis hin zu Spasmen einzelner Darmabschnitte vermutet, verbunden mit reflektorischen Verspannungen der Bauchmuskulatur.

P/S-Quotient

Verhältnis von mehrfach ungesättigten (polyensäurereiche Fette = P) zu gesättigten Fetten (saturierte Fette = S) in einer Kost. Zur diätetischen Senkung von erhöhten Serumcholesterinspiegeln wird eine Anhebung des P/S-Quotienten auf über 1 empfohlen. In der üblichen Kost liegt der P/S-Quotient bei etwa 0,4. Seine Anhebung wird insbesondere durch eine Bevorzugung pflanzlicher Fette bzw. Öle (reich an ungesättigten Fettsäuren) erreicht.

Pyodermia diabetica

Oberbegriff für eiternde Hauterkrankungen beim Diabetes mellitus: Follikulitis, Furunkel, Karbunkel, Impetigo. Die Ausbreitung dieser eitrigen Hauterkrankungen wird von der Abwehrschwäche des Zuckerkranken begünstigt. Bei lokaler Therapie mit Inzision und/oder Antibiotika muß mit Heilungsverzögerung und Narbenbildung gerechnet werden.

Reduktionskost

Sammelbegriff für hypokalorische Ernährungsformen, wichtiges Diabetestherapieprinzip als kontrollierte Kalorienaufnahme zum Erlangen des Idealgewichts. Die Reduktionskost ist bei allen Diabetikern indiziert, die übergewichtig sind (bis zu 80% aller Typ-II-Diabetiker). Durch die je nach Ausmaß des Übergewichts entsprechend langfristige Reduktionsdiät lassen sich die Stufenleitern der Diabetestherapie rückwärts beschreiten: Es gelingt in vielen Fällen, den scheinbar insulinbedürftigen Diabetiker mit Diät oder Diät und Tabletten zu behandeln, wenn er sein Körpergewicht drastisch reduziert hat.

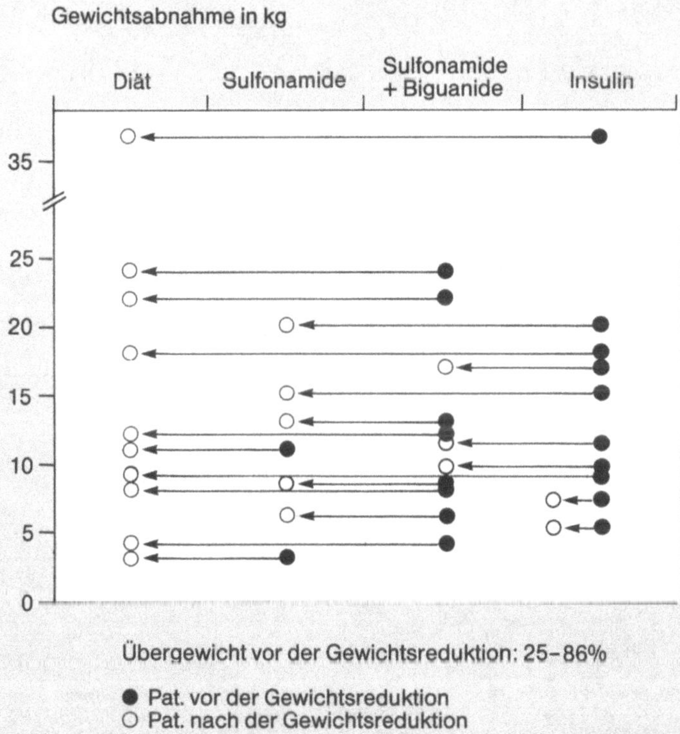

Therapie-Effekte bei Reduktionskost (nach Mehnert).

Remissionsphase (Honeymoon-Phase)

Zeitabschnitt unmittelbar nach Manifestation des Diabetes und erster erfolgreicher Therapie mit rascher Stoffwechselverbesserung bei etwa 80% aller frisch manifesten kindlichen und jugendlichen Diabetiker. In dieser Phase ist der Insulinbedarf gering (weniger als 0,5 IE/kg Körpergewicht). Die Remissionsphase wird mit einer gewissen Erholung der Beta-Zellen der Langerhansschen Inseln und erneuter endogener Insulinsekretion erklärt, so daß gelegentlich sogar auf exogenes Insulin verzichtet werden kann. Remissionsphasen dauern in der Regel wenige Wochen bis höchstens 2 Jahre.

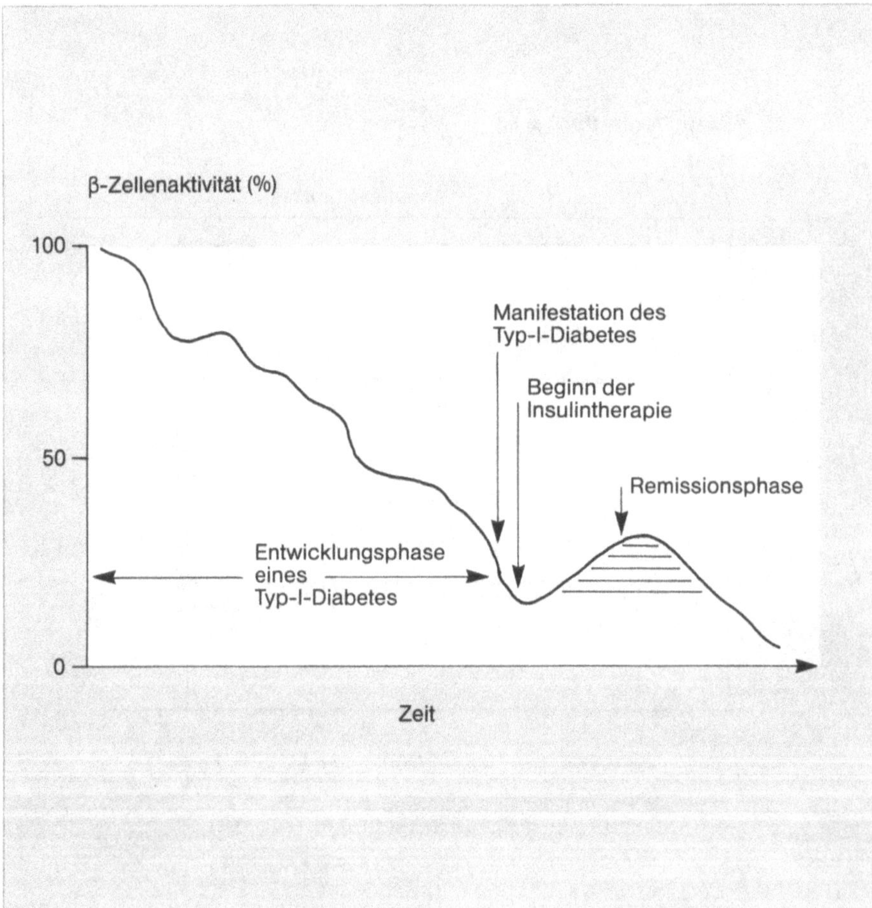

Entwicklung eines Typ-I-Diabetes als Folge einer chronisch-progredienten Inselzellentzündung (nach H. Kolb und F. A. Gries, 1986).

Retinopathia diabetica

Langfristig bedrohliche, unbehandelt zur Erblindung führende komplikationsreich verlaufende (Blutungen, Glaskörpertrübungen und Proliferationen) ↑ Microangiopathia diabetica der Netzhaut. Man unterscheidet die nicht-proliferative von der proliferativen Form, erstere als Vorstufe. Beobachtet werden zunächst (vorzugsweise mittels ↑ Fluoreszenz-Angiographie dargestellt) eine vermehrte Zeichnung des gesamten Kapillarmusters mit vereinzelten avaskulären Inseln, ferner ↑ Mikroaneurysmen, leichtes Retinaödem und Farbstoffextravasate. Auch Blutungen kommen im weiteren Verlauf vor, die flammenförmig bis kreisrund begrenzt sind. Außerdem entwickeln sich intraretinale Exsudate (Lipoidablagerungen). Die weichen Exsudate (↑ Cotton wool spots) sind die chemischen Verquellungen der Nervenfasern. Sie kommen hier wie auch beim Fundus hypertonicus vor.

Mit der Entwicklung von Gefäßproliferationen beginnt der Übergang in das proliferative Stadium. Die sprossenden Netzhautgefäße verlassen dabei das Niveau der Netzhaut und wachsen in Richtung auf das Augeninnere vor in allen möglichen Konfigurationen. Es kommt im weiteren Verlauf zu Glaskörperabhebungen und rezidivierenden Blutungen, schließlich zur Ablatio retinae. Mit fortschreitenden Glaskörperblutungen wird die Sehkraft des Auges weiter schrittweise verschlechtert.

Die augenärztliche Behandlungsmethode der Wahl ist die rechtzeitige und in vielen Sitzungen wiederholbare ↑ Laser-Koagulation der umschriebenen Frühveränderungen (Mikroaneurysmen und beginnende Gefäßsprossungen) mit dem Ziel, die Blutungen in die Netzhaut und den Glaskörper zu verhindern.

Retinopathie-Stadien nach Ballantyne und Michaelson:

1. Mikroaneurysmen, Punktblutungen und kleinste Exsudationen
2. Größere Blutungen
3. Pathologische Gefäßveränderungen besonders an den größeren Venen
4. Retinitis proliferans, Netzhautablösung, intraokulare Blutungen und Glaukom
5. Mischformen von diabetischer Retinopathie mit hypertonieinduzierten Veränderungen.

Retinopathia diabetica

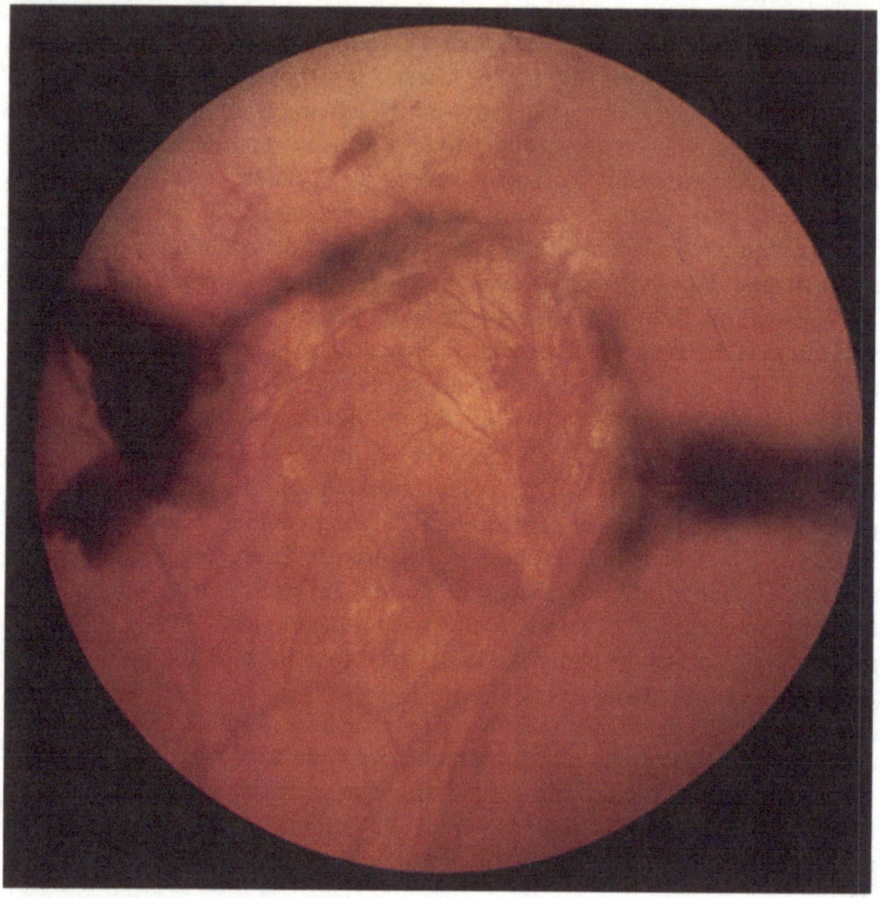

Rezeptordefekt

Insulinresistente Stoffwechselzustände, die sich in bezug auf die ↑ Insulinrezeptoren neben ↑ Prärezeptor- und ↑ Postrezeptordefekten als eigentliche Rezeptordefekte einordnen lassen. Zu den Rezeptordefekten zählen u. a. die Beeinträchtigung der Insulinbindung am Rezeptor durch

a) Veränderung der Affinität des Rezeptors zum Insulin,

b) Verminderung der Rezeptorzahl auf der Zelloberfläche.

Die Verminderung der Bindungsstellen wird in der Regel durch erhöhte Insulinspiegel hervorgerufen und als ↑ Downregulation bezeichnet.

Rubeosis faciei

Im Gesicht auftretende Rötung der Haut ohne aktuellen Auslöser, häufig bei Übergewichtigen mit Plethoraaspekt. Gelegentlich klinisches Hinweiszeichen für das Vorliegen eines ↑ Typ-II-Diabetes, oft vergesellschaftet mit Hypertonie.

Saccharin

Synthetischer Süßstoff mit bis zu 500facher Süßkraft von Rohrzucker (Saccharose): 1 g Saccharin hat die Süßkraft von etwa ½ kg Zucker. Die Substanz ist seit 1879 bekannt und hat die chemische Bezeichnung Benzoesäuresulfimid. Reines Saccharin ist schwer löslich in kaltem Wasser. Die Anwendung in guter Löslichkeit geschieht daher vor allem als Natrium- bzw. Kalziumsalz. Bei bestimmungsgemäßem Gebrauch sind bisher durch Saccharin keine gesundheitlichen Schäden bekannt geworden (↑ Aspartam, ↑ Cyclamat).

Saccharose (Sukrose)

Chemische Bezeichnung für Rohrzucker, das üblicherweise als Zucker bezeichnete Disaccharid mit verbreitetem Vorkommen als pflanzliches Kohlenhydrat. Über eine Sauerstoffbrücke sind die Ringmoleküle Glukose und Fruktose miteinander verbunden. Die beiden Bausteine werden im Organismus unter enzymatischer Hydrolyse als Monosaccharide freigesetzt und verschieden schnell resorbiert.

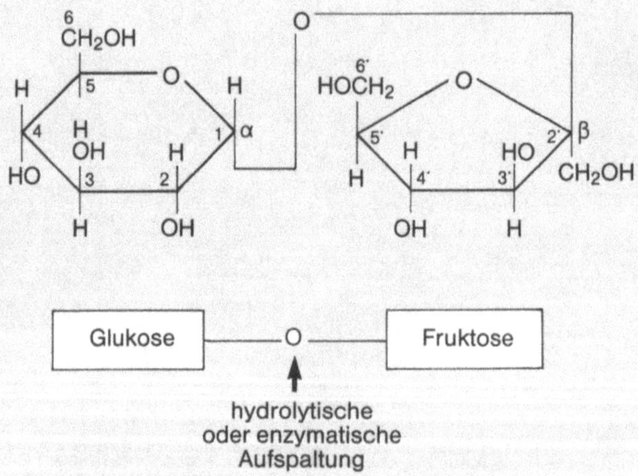

Saccharose: α-D-Glukopyranosyl-β-D-fruktofuranosid

Schwangerschaftsdiabetes

Manifestation eines Diabetes mellitus oder einer pathologischen Glukosetoleranz während einer Schwangerschaft. Sie ist für Frauen ohne bekannten Diabetes bei entsprechender genetischer Disposition in Abhängigkeit ihrer Zahl ein diabetogener Faktor. Besonders manifestationshinweisend sind Kinder mit einem Geburtsgewicht von über 4000 Gramm (↑ Big-baby-Diabetes). Bei einer Geburt überschwerer Kinder liegt bei einigen Müttern bereits ein manifester Diabetes mellitus vor, oder die Manifestation kann bei über der Hälfte der Mütter für die nächsten Jahre vorausgesagt werden. Gelegentlich geht ein Schwangerschaftsdiabetes nach der Entbindung wieder in Remission.

Der möglichst frühzeitigen Erkennung einer diabetischen Stoffwechselstörung kommt dann bei einer erneuten Schwangerschaft zur Vermeidung möglicher Komplikationen bei Mutter und Kind große Bedeutung zu. Vom Schwangerschaftsdiabetes zu unterscheiden ist die ↑ Schwangerschaftsglukosurie.

Schwangerschaftsglukosurie

Bei Schwangeren ist die Erfassung eines Diabetes mellitus häufig durch eine verminderte Nierenschwelle für Glukose erschwert. Trotz normaler Blutglukosespiegel im Tagesprofil und einer normalen oralen Glukosetoleranz wird Harnglukose nachgewiesen. Die Schwangerschaftsglukosurie ist etwa im 7. Gestationsmonat am deutlichsten und überschreitet selten Tageswerte von 15–20 g bei normalen Blutglukosespiegeln und fehlender Polyurie, Polydipsie sowie Azetonurie. Eine Schwangerschaftsglukosurie ist harmlos und verschwindet nach der Entbindung wieder, macht aber stets den Ausschluß eines ↑ Schwangerschaftsdiabetes notwendig.

Schwangerschaftskomplikationen

1. Bei der Mutter

Hyperemesis gravidarum
Wegen der Gefahr einer hypoglykämischen Stoffwechselentgleisung besonders zu beachten. Insulin-Dosisfehler können in dieser Situation aber auch zu ketoazidotischen Entgleisungen führen.

Harnwegsinfekte
Inzidenz bei Diabetikern höher. Die Gabe von Sulfonamiden und Tetrazyklinen ist wegen möglicher teratogener Mißbildungen bzw. Mineralisationsschäden kontraindiziert.

Aborte
Frühaborte werden mit etwa 10% angegeben; Spätaborte sind häufiger durch Zirkulationsstörungen auf dem Boden einer Mikroangiopathie sowie stark schwankender Blutglukosespiegel, besondere Gefahr durch Ketoazidosen.

Hydramnion
Häufigste Komplikation bei etwa 40% aller diabetischen Schwangeren, definiert durch eine Zunahme des Fruchtwassers auf mehr als 2,0 Liter. Ein Hydramnion ist ein prognostisch schlechtes Zeichen, wird als gestosefördernder Faktor gewertet und löst u. a. weitere Komplikationen aus wie vorzeitige Wehentätigkeit, vorzeitigen Blasensprung und Nabelschnurprobleme. Das Auftreten eines Hydramnions ist assoziiert mit schlechter Stoffwechselführung.

EPH-Gestose
Edema(Ödem)-Proteinurie-Hypertonie. Bei Diabetikerinnen im Vergleich zu Stoffwechselgesunden signifikant häufiger auftretende Komplikationen mit hoher kindlicher Mortalität. Als Gestosen-Ursachen werden neben einem Hydramnion und pathologischen Veränderungen der Plazenta vor allem mikroangiopathische Veränderungen des Uterus diskutiert.

2. Beim Kind

Fetale Hypertrophie
Als Ursache für die fetale Hypertrophie werden insbesondere die Hyperglykämie der Mutter sowie die hierdurch induzierte Hyperinsulinämie beim Kind gewertet. In der zweiten Schwangerschaftshälfte kommt es zur Hyperplasie der Langerhansschen Inselzellen beim Kind.

Mißbildungen
Negative Korrelation bei stets guter Stoffwechseleinstellung. Forderung einer konsequenten Verlaufskontrolle mit Ultraschalldiagnostik und scharfer Stoffwechselführung, wenn konventionell nicht möglich, dann durch ↑ CSII.

Seip-Lawrence-Syndrom

Erbliches dienzephales Syndrom mit u. a. insulinresistentem Diabetes mellitus, generalisierter Lipodystrophie, akromegalem Gigantismus, Fettleber und Muskeldystrophie bei beschleunigter Knochenentwicklung.

Sekretionsstarre

Stark verzögerte oder auch ausbleibende Insulinantwort auf Glukosereiz beim Typ-II-Diabetes. Die Langerhansschen Inselzellen verlieren die Fähigkeit, nach Glukosezufuhr rasch Insulin freizusetzen, so daß es zur Hyperglykämie kommt. Dem Phänomen der Sekretionsstarre entspricht das Behandlungsprinzip der Sulfonylharnstoffe, die durch direkten Angriff an der Beta-Zelle den Mechanismus der Insulinantwort reaktivieren können. Die Sekretionsstarre bestätigt die Vermutung, daß nur die Freisetzung, nicht aber die Synthese des eigenen Insulins gestört ist.

Sekundärversagen

Nachlassende Wirkung von ↑ Sulfonylharnstoffen während der oralen Diabetestherapie des Typ-II-Diabetes im Laufe von Monaten und Jahren bei bis zu 12% aller damit behandelten Diabetiker nach zunächst gutem Ansprechen von mindestens 4 Wochen. Ursächlich verantwortlich für das Sekundärversagen sind vor allem verschlechterte diätetische Disziplin, Infektionen, Operationen und andere Streßsituationen. Bei Ausklammern der Diätversager bleiben für die echten Sekundärversager nur wenige Prozent. In diesem Fall ist eine progressive Verschlechterung der Insulinproduktion trotz Sulfonylharnstoffbehandlung als Ursache vermutet worden. Eine Gewichtsreduktion beim Typ-II-Diabetes kann in vielen Fällen die Insulinempfindlichkeit steigern und das Phänomen des Sekundärversagens wieder aufheben.

Selbstkontrolle

Vom Diabetiker durchgeführtes Kontroll- und Überwachungsprogramm mit dem Ziel einer optimalen Stoffwechseleinstellung (↑ Einstellungskriterien). Zum Minimalprogramm gehören

1. tägliche Gewichtskontrolle,
2. Diätdisziplin,
3. Harnzuckermessungen in wöchentlichen Abständen.

Das Maximalprogramm umfaßt neben der täglich mehrmaligen Harnzuckerbestimmung auch noch einige Blutzuckermessungen, besonders beim labilen Diabetes mit eventuell erforderlicher Insulindosiskorrektur. Das Protokollieren der ermittelten Werte und das Nacharbeiten mit dem Diabetologen als letzter Instanz gehört zur Effizienz der Selbstkontrolle. Ohne entsprechende Schulung und Motivation bleibt diese Art der eigenverantwortlichen Stoffwechselkontrolle auf Dauer erfolglos.

Somatostatin

Zunächst im Hypothalamus, später auch in anderen Organen (Pankreas, Magen, Speicheldrüse, Dünndarm), nachgewiesenes Peptid, halbsynthetisch auch therapeutisch verfügbar zum Antagonismus von Somatotropin-STH-Wachstumshormon; beim Diabetes möglicherweise anwendbar, um überhöhte Blutzuckerspiegel zu senken. Dies geschieht trotz gleichzeitiger Reduktion der Glukagon- und Insulinsekretion. Das Peptid besteht aus 11 Aminosäuren, die durch eine Disulfidbrücke halbringförmig angeordnet sind. Die Hemmung der Magensäure- und endokrinen Pankreassekretion, die durch Somatostatin vermittelt wird, begründet die therapeutische Anwendung bei Streß- und anderen Ulkusblutungen sowie bei akuter Pankreatitis.

Sorbit

Nach neuerer Nomenklatur D-Glucit, ↑ Zuckeraustauschstoff aus der Gruppe der Polyole, chemisch ein Hexit (sechswertiger Alkohol). Sorbit wird durch Reduktion aus Glukose gewonnen. Seine Eignung als Zuckeraustauschstoff beruht auf seinem süßen Geschmack (Süßkraft 0,5 bezogen auf Saccharose = 1,0), der im Vergleich zu Saccharose langsamen Resorption und der partiell insulinunabhängigen Metabolisierung. Übliche Verzehrmengen (bis zu 50 g/Tag) sind ohne deutliche Wirkung auf Blutglukose und Seruminsulin. Übermäßige Zufuhr kann zu vermehrter Flatulenz, Meteorismus (Methanbildung aus anaerobem Abbau durch die Kolonflora) oder zu osmotisch bedingten Diarrhöen führen. Dieser Effekt ist besonders bei der Resorptionshemmung von Kohlenhydraten im oberen Intestinum zu berücksichtigen.

Spontandiabetes

Begriff aus der experimentellen Diabetologie, angewendet auf Tiere, bei denen ein genetisch bedingter Defekt in der Beta-Zelle des Pankreas nachzuweisen ist. Zu den kleinen Nagern mit Spontandiabetes gehören der chinesische Hamster, die db/bd-Maus und die Stachelmaus. Daneben gibt es andere Nagetiere, bei denen es infolge eines peripheren Defekts zu einer reaktiven Inselhyperplasie und zu erhöhten Insulinblutspiegeln kommt, schließlich noch die ägyptische Sandratte, die einen Diabetes aufgrund reichhaltiger Laboratoriumsernährung (hoher Kalorien- und Fettgehalt) zu entwickeln vermag. Die Kleintiere mit Spontandiabetes eignen sich vorzüglich für die detaillierte Erforschung des Diabetes mellitus sowohl in therapeutischer als auch pathogenetischer Hinsicht und sind daher nach wie vor eine entscheidende Grundlage für die wissenschaftliche Diabetologie.

Steroiddiabetes

Sonderform des iatrogenen Diabetes, verursacht durch längerfristige systemische Kortisontherapie. Es kommt durch die spezifische Glukokortikoidwirkung zur verstärkten Glukoneogenese aus Aminosäuren in Leber und Niere, zu einer vermehrten Glykogensynthese und gesteigerter Lipogenese. Alle Mechanismen sind kontrainsulinär ausgerichtet und beanspruchen die Insulinsekretion in höherem Maße, so daß sich ein relativer Insulinmangel-Diabetes entwickelt. In den meisten Fällen wird ein zuvor subklinischer Diabetes mellitus durch systemische Kortisonbehandlung manifest. Bei gesunden Beta-Zellen reicht deren Kompensationsmechanismus in der Regel aus, die kontrainsulinären Wirkungen der Glukokortikoide zu kompensieren.

Streptozotozin

Substanz zur Auslösung eines experimentellen Diabetes im Tierversuch. Gibt man Ratten etwa 60 bis 70 mg/kg dieser betazytotoxischen Substanz, so entwickeln sie innerhalb 48 Stunden einen manifesten Insulinmangeldiabetes mit Glukosurie und Hyperglykämie.

Stummer Herzinfarkt

Besondere Verlaufsform der akuten Herzmuskelnekrose ohne Schmerzen, bedingt durch gestörte nervliche Aufbereitungen und Impulsweiterleitung des Schmerzes aus den Nekrosearealen in das ZNS infolge diabetesspezifischer Veränderungen der autonomen viszeral-vegetativen Herznerven (Teilaspekt der diabetischen Kardiomyopathie). Feingewebliche Untersuchungen haben gezeigt, daß es im Verlauf der Nervenfasern zu kugeligen Auftreibungen kommt, die sich spindelartig verformen.

Die Bedrohlichkeit des stummen Infarkts liegt in der Verschleierung eines lebensbedrohlichen Zustandes, der sich erst durch sekundäre Befunde wie Linksherzinsuffizienz, diabetische Ketoazidose oder akute Herzrhythmusstörungen offenbart. Wegen dieser bei bis zu 40% der Diabetiker mit Herzinfarkt aufgetretenen klinischen Verlaufsvariante gehört das Routine-EKG beim Diabetes zu den wesentlichen diagnostischen Umfeldmaßnahmen, wenn es gilt, Komplikationen der Stoffwechsellage und unklare Verschlechterungen des Zustandes rasch zu erkennen.

Sulfonylharnstoffe

Sammelbezeichnung für eine chemische Substanzgruppe, die seit etwa Mitte der 50er Jahre in der oralen Diabetestherapie ihren festen Platz hat wegen ihrer typischen insulinsekretionssteigernden Wirkungen auf die noch insulinproduzierenden Beta-Zellen des Pankreas. Diese Beobachtungen machte erstmals der französische Forscher Loubatières etwa 1942 bei der Behandlung von Typhuskranken mit einem neuentwickelten antibakteriellen Sulfonamid. Mitte der 60er Jahre folgte den Gramm-Zubereitungen die zweite Generation der mg-Sulfonylharnstoffe. Aufgrund besonderer Molekülspezifikationen war es gelungen, die Einzeldosis bis auf wenige mg der Substanz zu senken.

Indikationen: Typ-II-Diabetes (noch vorhandene Insulin-Produktion) bei nicht ausreichendem blutzuckersenkendem Effekt einer Gewichtsreduktion durch niederkalorische Kost zur verbesserten Einstellbarkeit.

Wenn aus Altersgründen und wegen Begleiterkrankungen eine optimale Stoffwechsellage nicht mehr notwendig erscheint, kann in seltenen Fällen das Sulfonylharnstoffderivat auch die Insulinspritze ersetzen. Auch bei der Insulinallergie und Insulinresistenz kann mit Sulfonylharnstoffen in Einzelfällen ein positiver Behandlungseffekt erzielt werden. Absolute Kontraindikation für diese Substanzen sind der Typ-I-Diabetes (absoluter Insulinmangel), das diabetische Koma mit Stoffwechselentgleisungen und Ketoazidose, die Schwangerschaft und schwere Niereninsuffizienz. Auch bei leichter Niereninsuffizienz muß die renal orientierte Ausscheidung der Substanzen berücksichtigt werden. Lediglich Gliquidone wird vorwiegend hepatisch und enteral metabolisiert und neigt deshalb bei Niereninsuffizienz nicht zur Kumulation.

Die ursprünglich umstrittene UGDP-Studie (University Group of Diabetes Program) hat zur Diskussion darüber geführt, ob eine zu großzügige Verordnung dieser Substanzen („Tablette der Bequemlichkeit", „Diätersatz") dem Diabetiker eher schadet als nützt. Heute wird von diabetologischer Seite empfohlen, die Indikation und Dosierung der oralen Diabetika vom Sulfonylharnstoff-Typ streng zu handhaben, um einerseits die endogenen Insulinreserven zu schonen und andererseits dem Diäteffekt in der Diabetesbehandlung seinen erstrangigen Stellenwert zu belassen (↑ Sekundärversagen).

Sulfonylharnstoffe

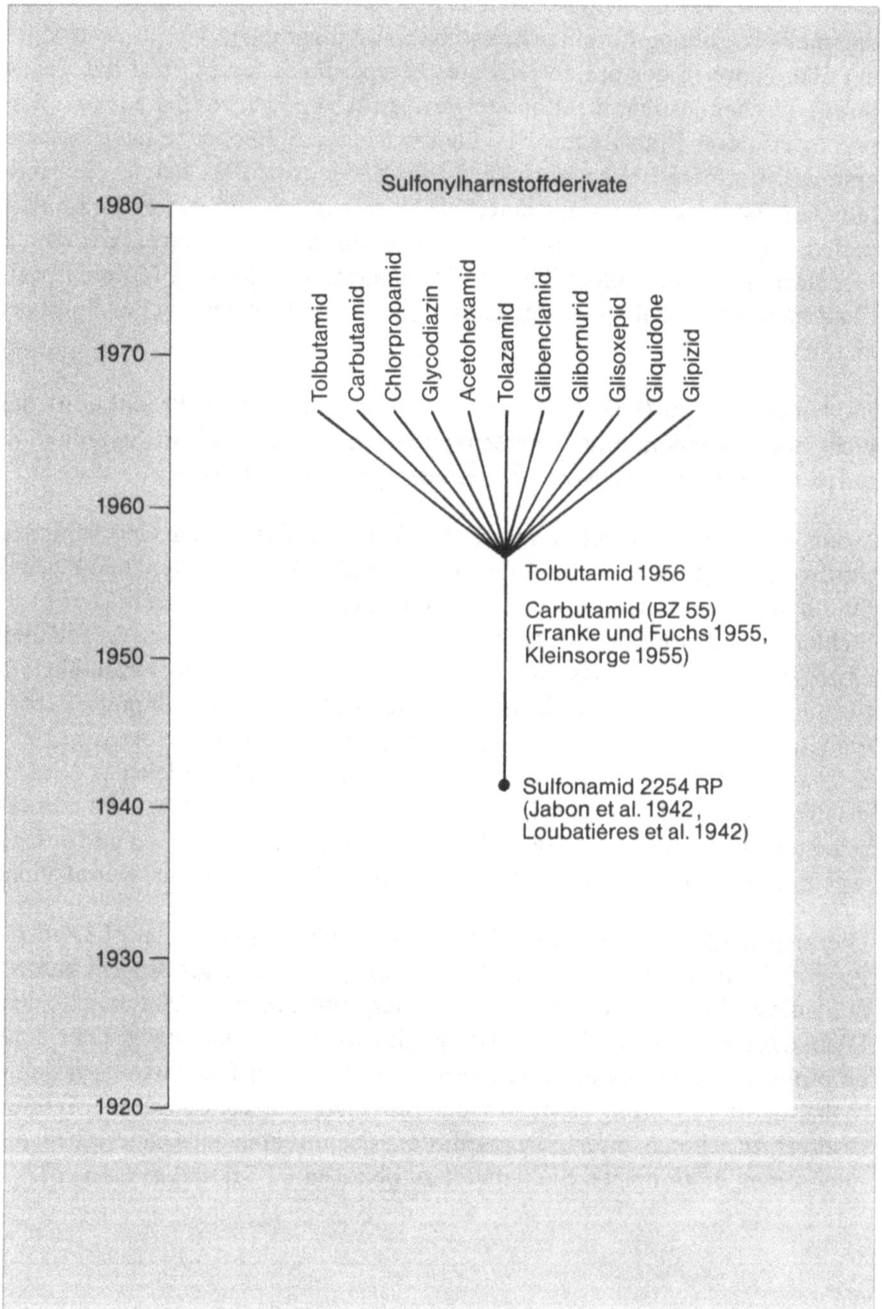

Süßungsmittel

Unter diesem Begriff werden biochemisch und lebensmitteltechnologisch sehr unterschiedliche Stoffe geführt, die wegen ihrer Süßkraft Anwendung finden können. Wegen der diättherapeutischen Besonderheiten bei Diabetes mellitus hat es sich bewährt, die Süßungsmittel (Tab. 1) einerseits in die Gruppe der Zucker (z. B. Saccharose, Invertzucker, Laktose, Maltose, Glukose), die diättherapeutisch bei Diabetes mellitus zu meiden sind, und andererseits in die Gruppe der Zuckerersatzstoffe einzuteilen. Zuckerersatzstoffe sind die kalorienfreien Süßstoffe (z. B. Saccharin, Cyclamat und Aspartam) sowie die ↑ Zuckeraustauschstoffe (z. B. Fruktose, Sorbit, Xylit, Palatinit), deren kalorischer Nutzwert bei der energetischen Bilanzierung wie bei der Gruppe der Zucker anzurechnen ist. Die Süßkraft der Süßungsmittel wird in Relation zu derjenigen von Saccharose, die mit 1 gewertet wird, angegeben (Tab. 2).

Tabelle 1: Einteilung der Süßungsmittel

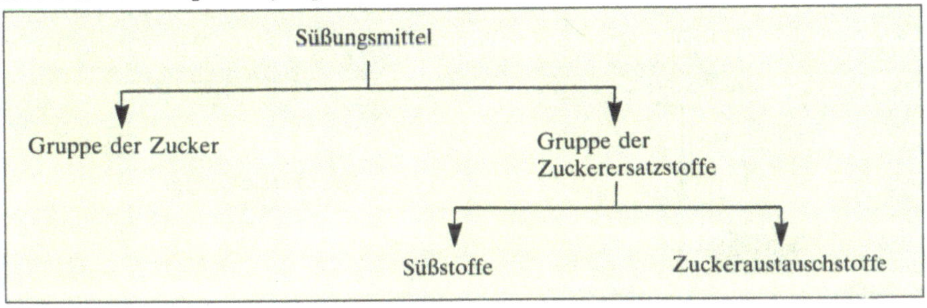

Tabelle 2: Relative Süßkraft von Süßungsmitteln im Vergleich zu Saccharose

	Relative Süßkraft:
Zucker:	
Saccharose	1,0
Invertzucker	0,8–0,9
Laktose	0,4–0,6
Maltose	0,3–0,5
Glukose	0,3–0,8
Zuckeraustauschstoffe:	
Fruktose	1,2–1,7a
Sorbit	0,4–0,9
Xylit	0,9–1,0
Palatinit	0,4–0,5
Mannit	0,5–0,6
Süßstoffe:	
Cyclamat	30–35
Saccharin	200–700
Aspartam	180–200

Tagesprofil

Blutzuckerverlaufskontrolle, bestehend aus mehreren über den Tag verteilten Einzelmessungen, meist Nüchternwert, 1-Stunde-Postprandial-Wert, früher und später Nachmittagswert, bei besonderen Fragestellungen (Insulinwirkung) auch Abendwert. Das Tagesprofil vermittelt einen verläßlichen Überblick über die diabetische Stoffwechsellage, die Auswirkungen der verabfolgten Diät und die Effekte der Medikation. Als optimale Verlaufskurve gelten Tagesprofile, die vom Normalbefund kaum oder gar nicht abweichen (Normalisierung der Stoffwechsellage, nur im Idealfall erreichbar). Als tolerable Tagesprofilschwankungen (↑ MAGE = Mean amplitude of glycaemic excursions) gelten postprandiale Werte bis maximal 200 mg/dl. Wenn im gesamten Tagesverlauf keine höheren Zuckerwerte erreicht werden, ist der Stoffwechsel als leidlich kompensiert zu betrachten, die Glukosurie nur gering (↑ Einstellungskriterien).

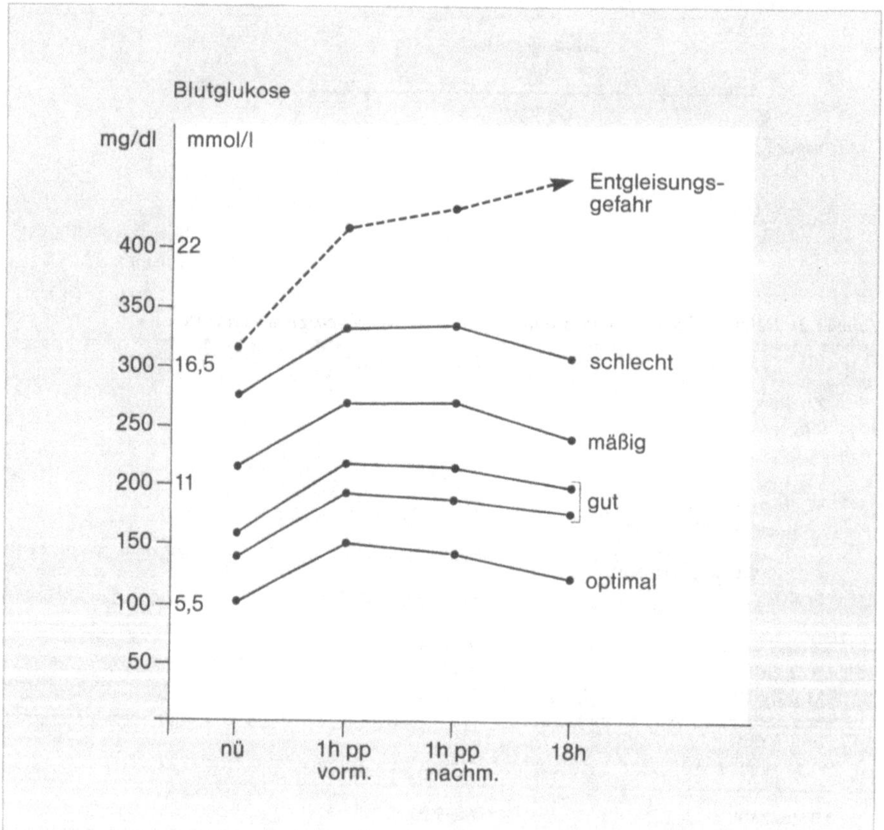

Thiazid-Diuretika

Sammelbezeichnung für eine Stoffklasse der natrium-, kalium- sowie wasserausschwemmenden Medikamente, am häufigsten eingesetzt bei der Frühbehandlung von Hypertonie und Herzinsuffizienz. Thiazide können bei Diabetes zwei Komplikationen auslösen:

1. Hypokaliämie und dadurch Verschlechterung der diabetischen Stoffwechsellage, wahrscheinlich bedingt durch den verminderten Insulinsekretions- und Wirkungsmechanismus bei Kaliummangel,
2. nicht mehr ausreichende Wirksamkeit bei der diabetischen Nephropathie, sobald die Stadien der kompensierten Retention überschritten sind.

Thrombozytenaggregation

Physiologisches Phänomen bei der Blutgerinnung: erhöhte Klebrigkeit und Tendenz der Blutplättchen, sich zu größeren Zellkomplexen (Mikrothromben) zusammenzuheften. Der Prozeß wird durch den Prostaglandin-Abkömmling Thromboxan eingeleitet, der zuerst zu einer gesteigerten Formveränderung der Thrombozyten führt: Sie geben ihre gewölbte Scheibenform zugunsten einer abgeflachten Form auf. Dieser Vorgang ist abhängig vom Energieträger ADP. Die gesteigerte Thrombozytenaggregation spielt eine besondere Rolle bei der Entwicklung der ↑ Retinopathia diabetica, deren Progredienz sich durch einen produktiven Überschuß an Thromboxan beim Diabetes erklären läßt. Die genannten Faktoren scheinen auch Teilursache für die beim Diabetes beschleunigte Progredienz der Atherosklerose zu sein.

Tolbutamid-Test

Nach der früheren Standard-Substanz der Sulfonylharnstoffe benanntes Prüfverfahren, eine pathologische Glukosetoleranz bzw. Vorstadien des Diabetes mellitus zu erfassen, Pendant zur i. v. Glukosebelastung. Nach Blutzuckerbestimmungen vor Injektionen werden 1000 mg Tolbutamid gelöst innerhalb 3 Minuten i. v. gespritzt und der Blutzucker nach weiteren 20 und 30 Minuten bestimmt. Meßgröße ist der prozentuale Abfall der Blutzuckerkonzentration, die normalerweise beim ersten Wert um 20, beim zweiten Wert um mehr als 30% gesunken sein soll. Bei normaler Reaktion steigt nach 45 Minuten der Blutzucker wieder an. Der Nüchternwert hat als Bezugsgröße besonderen Wert. Nur wenn er höher als normal liegt, ist es sinnvoll, den Tolbutamid-Test überhaupt durchzuführen. Das Verfahren wird heute nur noch in Einzelfällen sinnvoll angewandt, da sich zur Früherfassung des Diabetes der ↑ Glukosetoleranztest (oGTT) allgemein durchgesetzt hat.

Typ-I-Diabetes mellitus

Diabetestyp mit absolutem Insulinmangel, daher insulinabhängig. In der Regel Normgewicht. Alter bei Manifestation etwa 20 Jahre (juveniler Diabetes) mit Neigung zur Ketoazidose: familiäre Belastung selten. Es finden sich Rundzellinfiltrate in den Langerhansschen Inselzellen sowie Antikörper gegen Inselzellen: Assoziation mit HLA-Komplex.

Typ-II-Diabetes mellitus

Diabetestyp mit relativem Insulinmangel, daher Insulinunabhängigkeit; in der Regel Übergewicht.
Typ II a ohne Adipositas
Typ II b mit Adipositas
Der Anteil an der Gesamtheit der Diabetiker beläuft sich auf etwa 90%. Alter bei Manifestation etwa 40 Jahre (Alters- oder Erwachsenendiabetes = maturity-onset-diabetes), fast immer familiäre Belastung nachweisbar. Keine Antikörper gegen Inselzellen, keine Assoziation mit HLA-Komplex.

Überlaufglukosurie

Infolge überhöhter Blutzuckerspiegel im Urin nachweisbare Zuckermengen, bedingt durch Überschreiten der maximalen Transportkapazität für Glukose in den Tubuli der Nieren. Klassisches Phänomen des manifesten Diabetes mellitus mit permanent überhöhten Blutzuckerwerten jenseits 180 mg/dl (entspricht 10 mmol/l). Das Ausmaß der Glukosurie vom Überlauftyp (im Gegensatz zur renalen Glukosurie bei primären Tubulusschäden) schwankt sehr stark und kann sich bei zunehmender Niereninsuffizienz im Rahmen der ↑ Nephropathia diabetica erheblich vermindern. Ein dann zuckerfreier Urin dokumentiert nur scheinbar eine gute Stoffwechsellage. Die typischen Prodromalsymptome des Diabetes mellitus (Polyurie, Polydipsie und Gewichtsabnahme) sind durch die Überlaufglukosurie bedingt und verursacht durch die hohe Wasserbindungskraft (Hydratation) der verlorengehenden Glukosemoleküle, die im Primärharn in Lösung gehalten werden müssen. Nach erheblichem Wasserverlust kommt es sehr rasch zur extra- und intrazellulären Exsikkose. Durch den Verlust von Zucker als Energieträger werden sämtliche Fettdepots mobilisiert, um den Energiehaushalt des Organismus aufrechtzuerhalten. Unter zunehmender Azidose dekompensiert das System schließlich und mündet ins ketoazidotische ↑ Coma diabeticum.

Vasoaktives intestinales Polypeptid (VIP)

Endokrin wirksames Polypeptid mit gefäßerweiternder und motilitätsfördernder Wirkung am Intestinum und geringgradiger Stimulation der Insulinfreisetzung. VIP gehört zur Gruppe der gastrointestinalen Peptidhormone, die offenbar im Pankreas produziert werden und die Insulinsekretion im Sinne eines parakrinen Effektes regulieren können. Zu diesen Polypeptiden gehören außerdem Sekretin, Gastrin, GIP (↑ gastric inhibitory polypeptide) und das Cholezystokinin (CCK). Die genannten Hormone werden in wechselndem Ausmaß bei der Nahrungsaufnahme freigesetzt, was als Inkretin-Effekt beschrieben wird. Dieser scheint beim Vergleich zwischen venösem und oralem ↑ Glukosetoleranztest (oGTT) für die unterschiedlichen Befunde verantwortlich zu sein. Bekanntlich ist bei der natürlichen Glukosezufuhr über den Magen-Darm-Trakt die Insulinantwort stärker, die falsch positiven Befunde sind daher seltener. Im Vergleich zu Sekretin und Gastrin hat VIP einen relativ geringeren Insulinsekretionseffekt.

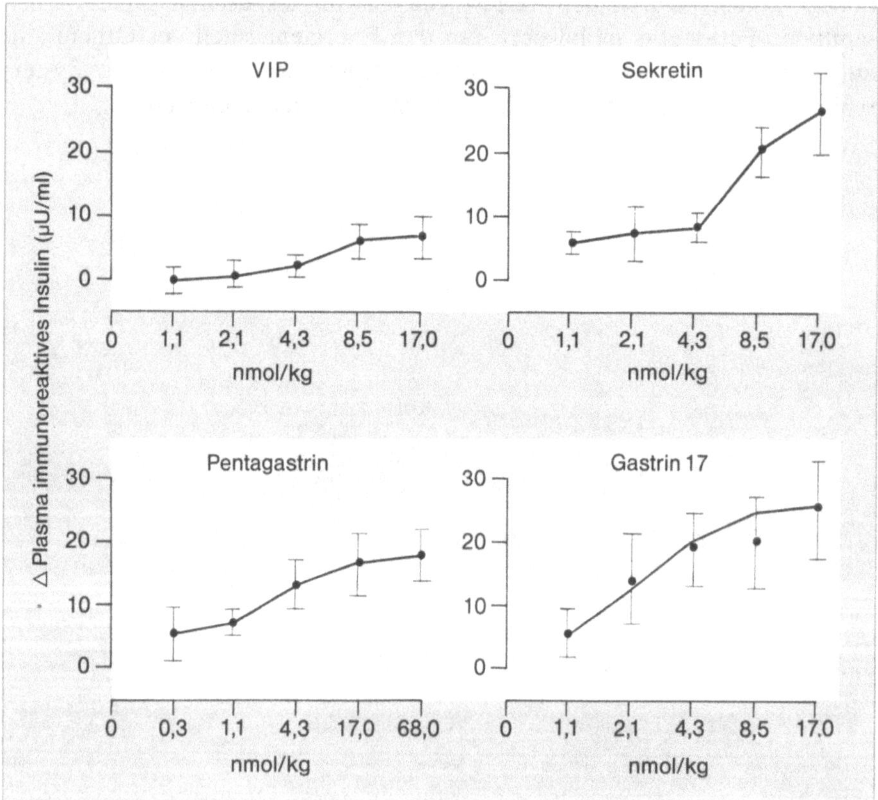

Verzögerungsinsulin

Insulinzubereitungen mit im Vergleich zu den Alt-(Normal-)Insulinen verzögertem Wirkungseintritt und längerer Wirkungsdauer. Die Verlängerung der Wirkungsdauer (12–24 Stunden und länger) wird durch eine verzögerte Absorption des injizierten Insulins erreicht, das an der Injektionsstelle in einer schwerlöslichen Form vorliegt. Folgende Verzögerungssubstanzen sind u. a. bekannt: Surfen, Human-Globin (heute nicht mehr gebräuchlich) und Protamin. Durch neuere physikalisch-chemische Verfahren können mit rekristallisiertem Insulin Verzögerungsinsuline ohne zusätzliche Verzögerungsstoffe hergestellt werden. Letztere Insuline liegen entweder in klarer Lösung oder als Suspension vor. Bei Suspensions-Zubereitungen muß vor ihrer Anwendung eine gleichmäßige Verteilung der Partikel durch vorsichtiges Aufschütteln erfolgen.

Beispiele für Verzögerungs-(Intermediär-)Insuline, häufig kombiniert mit Normalinsulin

NPH-Insuline	NI-Anteil (%)	Spezies	Wirkdauer (ca. Std.)	Hersteller
Basal H Insulin		H (SHI)	20	Hoechst
Depot-H15-Insulin	15	H (SHI)	20	Hoechst
Depot-H25-Insulin	25	H (SHI)	12–16	Hoechst
Komb-H-Insulin	50	H (SHI)	12–14	Hoechst
Huminsulin basal		H (BHI)	16–20	Lilly
Humininsulin Profil I	10	H (BHI)	16	Lilly
Huminsulin Profil II	20	H (BHI)	16	Lilly
Insulin Insulatard		S	20	Hormonchemie
Insulin Mixtard Nordisk	30	S	16–20	Hormonchemie
Insulin Initard Nordisk	50	S	14	Hormonchemie
Insulin Insulatard human		H (SHI)	20	Hormonchemie
Insulin Mixtard human	30	H (SHI)	16–20	Hormonchemie
Insulin Initard human	50	H (SHI)	16	Hormonchemie
Insulin Protaphan HM		H (SHI)	20	Novo
Insulin Actraphane	30	H (SHI)	16–20	Novo
Insulin-Zink-Suspensionen:				
Insulin Monotard		S	20	Novo
Insulin Monotard HM		H (SHI)	20	Novo
Insulin Novo Lente		R/S	24–28	Novo
Insulin Novo Ultralente		R	30	Novo
Insulin Ultratard HM		H (SHI)	24	Novo

(Alle Insuline enthalten 40 IE/ml, NPH = Neutrales Protamin-Insulin Hagedorn, NI = Normal-(Alt-)Insulin, S = Insulin vom Schwein, R = Insulin vom Rind, H = Humaninsulin, SHI- = semisynthetisches Humaninsulin, BHI = biosynthetisches Humaninsulin, HM = Humaninsulin). *Aus: H. Sauer: Diabetestherapie, Springer-Verlag 1986, 2. Auflage*

White-Klassifikation

Diese Einteilung (Gruppen A bis F sowie R = Retinopathie und FR = Nephropathie plus Retinopathie) dient zur präzisen Festlegung des Zeitpunktes der Geburtseinleitung. Im Verlauf einer Schwangerschaft kann die Zuordnung zu einer Klasse nach White wechseln. Zur Beurteilung dienen Parameter, die bereits vor der Schwangerschaft vorhanden waren: Manifestationsalter, Diabetesdauer, Insulintherapie, Vorhandensein von Retinopathie, Nephropathie und Gefäßverkalkungen.

Nicht verwertet werden: Einstellungsgüte, Stoffwechselbesonderheiten während der Schwangerschaft wie Ketoazidosen, Hypoglykämien, Gestosen und Pyelonephritiden. Letztere werden in der Klassifikation nach Pedersen (PBSP = prognostically bad signs of pregnancy) aufgeführt.

Klassifikation der Schwangeren nach White

Gruppe	Manifestationsalter	Diabetesdauer (Jahre)	Insulin*	Retinopathie	Nephropathie	Gefäßverkalkungen
A**	unbegrenzt	unbegrenzt	∅	∅	∅	∅
B	> 20	< 10	+	∅	∅	∅
C	10–19	10–19	+	∅	∅	∅
D	< 10	> 20	+	+	∅	+ (Beine)
E	unbegrenzt	unbegrenzt	+	+/∅	∅	+ (Becken)
F	unbegrenzt	unbegrenzt	+	+/∅	+	+/∅
R	unbegrenzt	unbegrenzt	+	+	∅	+/∅
FR	unbegrenzt	unbegrenzt	+	+	+	+/∅

* oder orale Antidiabetika
** pathologischer oGTT

Xanthome

In der Haut sichtbare Zeichen einer Fettstoffwechselstörung, verursacht durch Ablagerung von lipidhaltiger Substanz, meist Cholesterin oder verwandte Ester. Es finden sich tuberöse und tendinöse Auftreibungen an den Extremitäten-Streckseiten und vor allem an den Augenlidern (Xanthelasmen), die bei länger bestehendem Diabetes infolge der dabei häufigen Hyperlipoproteinämien ebenfalls zum klinischen Bild gehören. Sie sind vor allem kosmetisch störend und können durch Lipidsenker sowie kleine chirurgische Eingriffe meist komplikationslos entfernt werden. Vor allem bei Fortbestehen von Hyperlipoproteinämie und Diabetes neigen sie örtlich zu Rezidiven.

Xylit

Zuckeraustauschstoff aus der Gruppe der Polyole, chemisch ein Pentit (fünfwertiger Alkohol). Seine Wirkung ähnelt der des ↑ Sorbits. Xylit beeinflußt wie dieser den Blutzucker kaum, muß aber wie alle ↑ Zuckeraustauschstoffe aufgrund seines Brennwertes (1 g = 4 kcal = 17 kJ) in die energetische Berechnung einer Diät einbezogen und auf die BE (Broteinheiten) angerechnet werden.

Xylose-Toleranztest

Hilfsmittel bei der Diagnose von intestinalen Resorptionsstörungen. Im Harn wird Xylose nach oraler Zufuhr, weil im Darm resorbiert, als ausgeschiedene Pentose nachweisbar. Etwa 10 bis 30% der zugeführten Menge erscheinen im Harn. Xylose wird im Dünndarm aktiv resorbiert. Im Harn werden etwa 40% des resorbierten Zuckers in unveränderter Form ausgeschieden. Hieraus ergibt sich die Möglichkeit, durch orale Gabe einer definierten Menge an Xylose und anschließende Bestimmung der mit dem Harn ausgeschiedenen Menge die Resorptionsfunktion des Darms zu prüfen. Bei normaler Darmfunktion, vorausgesetzt die Ausscheidungsfunktion der Nieren ist nicht herabgesetzt, werden während 5 Stunden nach oraler Gabe von 25 g Xylose mindestens 5 g mit dem Harn ausgeschieden. Werden weniger als 4 g ausgeschieden, liegt eine Resorptionsstörung vor.

Zielsetzung der Diabetesbehandlung

Maßnahmen zum Erreichen des körperlichen und seelischen Wohlbefindens des Diabetikers.

Vermeidung und Behandlung von Begleit- und Folgeschäden der Zuckerkrankheit, vor allem
- Makroangiopathien
- Mikroangiopathien
- Neuropathien

durch Normalisierung des Stoffwechsels.

Zuckeraustauschstoffe

In der Diabetestherapie unentbehrliche Stoffe zur geschmacksgerechten Zubereitung von diätetischen Lebensmitteln ohne nachteilige Effekte auf die diabetische Stoffwechsellage. Die Substanzen werden partiell insulinunabhängig verwertet. Zu ihnen zählen Fruktose, Palatinit, Sorbit und Xylit.

Allgemeine Vorzüge der Zuckeraustauschstoffe sind

1. Stoffwechselstabilisierender Effekt bei instabilen Typ-I-Diabetikern durch kleine Zusatzdosen

2. Antiketogene Wirkung

3. Bessere Kohlenhydrattoleranz bei korrekter Dosierung

4. Trotz Zuckerverbots wohlschmeckende Süßspeisenzubereitung.

Infolge ihrer Polyol-Struktur können bei höheren Tagesdosen (übliche Grenze bei 40–50 g/Tag) häufig Durchfälle auftreten, die als reine Polyol-Malabsorption gekennzeichnet sind. Fruktose ist ein natürliches Monosaccharid vom Ketohexotyp (optisch aktiv linksdrehend), als wasserlösliches kristallines Pulver stark süß, kommt in Früchten, Honig und gebunden in Glykosiden vor und findet als wesentlicher Kalorienträger reichlich Verwendung, ohne Insulin beim Abbau zu beanspruchen. Sie wird zu Glyzerinphosphat abgebaut.

Auch die Polyole Sorbit und Xylit dienen als Zuckeraustauschstoffe. Bei ihnen ist trotz der insulinunabhängigen Verwertung an ihre Kalorienwirksamkeit bei der Reduktionskost des Diabetikers zu denken. Ferner müssen infolge Resorptionsverzögerungen im Intestinaltrakt gelegentlich Malabsorptionszustände mit polyolbedingter Diarrhöe in Kauf genommen werden (häufiger Zufallsbefund bei der Differentialdiagnostik einer Diarrhö: überhöhte Zufuhr von Zuckeraustauschstoffen in der Nahrung eines Diabetikers).

Fruktose kann im Organismus grundsätzlich zu Glukose umgewandelt werden und wird somit nur begrenzt insulinunabhängig verstoffwechselt. Da eine Umwandlung in Glukose nur dann erfolgt, wenn große Mengen an Fruktose in den Stoffwechsel eingeschleust werden, muß die tägliche Dosis begrenzt werden. So können, ohne die Blutglukosekonzentration zu erhöhen, bei Verteilen über den Tag maximal 60 g Fruktose gegeben werden. Demnach muß Fruktose bis zu einer bestimmten Dosierung zwar nicht auf die tägliche Kohlenhydratmenge, jedoch auf die Kalorienmenge voll angerechnet werden.

Die beiden Zuckeralkohole werden langsamer als Fruktose resorbiert. Höhere, zu einem Blutglukoseanstieg führende Dosierungen (ca. 40 g/Tag) überschreiten bereits die Resorptionskapazität des Dünndarms (↑ Palatinit).

Prominente Namen aus der Geschichte des Diabetes

Aretaios von Kappadokien (100 n. Chr.) beschreibt umfassend die Zuckerkrankheit (Diabetes).

Frederic Grant Banting (1891–1941) und **Charles Herbert Best** (1899–1978) gewinnen aus Pankreas einen blutzuckersenkenden Extrakt, den sie „Isletin“ nennen. Später übernehmen sie hierfür den von **Jean de Meyer** geprägten Begriff „Insulin“. Am 11. Januar 1922 erfolgte die erste regelmäßige und erfolgreiche Insulinbehandlung bei dem 14jährigen Leonard Thompson. Der gereinigte Pankreasextrakt war aus Rinderpankreas gewonnen. 1923 erhielt Banting gemeinsam mit **J. J. R. MacLeod** (1876–1936) für die Entdeckung des Insulins den Nobelpreis.

Claude Bernard (1813–1878) entdeckt die Leber als Glykogendepot und löst im Tierversuch durch das berühmte Experiment des Zuckerstichs eine Glukosurie aus. Beim Zuckerstich (Piqûre) handelt es sich um eine Reizung der Medulla oblongata bzw. Vagus- und Akustikuskerne, die über die Nebennieren eine Katecholaminfreisetzung auslöst mit konsekutiver Glykogenolyse, Hyperglykämie und Glukosurie.

Apollinaire Bouchardat (1806–1886), französischer Diabetologe, weist als erster zusammen mit **M. Peligot** (1811–1890) Glukose im Harn nach, außerdem beschreibt er den günstigen Effekt von Muskelarbeit auf den diabetischen Stoffwechsel.

Johann Conrad Brunner (1653–1727) entfernt bei Hunden teilweise das Pankreas und beobachtet bei den Tieren passagere Polyurie und Polydipsie. Da sich die Tiere wieder erholen, verneint Brunner die Lebensnotwendigkeit des Pankreas.

William Cullen (1709–1790) führt den Begriff Diabetes „insipidus“ erstmals in die Medizinliteratur ein.

Max Einhorn (1862–1953) entwickelt 1888 das sog. Gärungssaccharimeter zur quantitativen Bestimmung des Blutzuckers.

Gustav Embden entwickelt 1933 gemeinsam mit **Otto Meyerhof** die Theorie der anaeroben Glykolyse.

Alfred Erich Frank führt 1926 das erste orale Antidiabetikum, das Diguanidin Synthalin A, in die Diabetestherapie ein.

Hans Franke (1909–1955) und **J. Fuchs** beobachten 1955 unter der Therapie mit dem Sulfonylharnstoff Carbutamid (BZ 55) Hypoglykämien; Sulfonylharnstoffe trotzdem als therapeutisches Prinzip der Diabetestherapie anerkannt.

Hans Christian Hagedorn entwickelt 1923 zusammen mit **Birger Norman Jensen** die Ferricyanid-Methode zur Blutzuckerbestimmung; 1936 wird von Hagedorn mit Hilfe von Protamin das erste Insulinpräparat mit Depotwirkung hergestellt.

Elliott P. Joslin (1870–1962), Nestor der Welt-Diabetologie, Boston; faßt die drei Behandlungsprinzipien der klinischen Diabetologie: Diät, Insulin und Muskelarbeit zu einer therapeutischen Einheit zusammen, fördert die Patientenschulung und die Integration des Patienten in die eigene Therapie.

Paul Kimmelstiel (1900–1970) und **C. Wilson** beschreiben morphologische Veränderungen an den Glomerula diabetischer Nieren, klinisch als „Kimmelstiel-Wilson-Syndrom" bekannt, eine besondere Form der diabetischen Glomerulosklerose.

Franz Knoop (1875–1946) klärt gemeinsam mit **Gustav Embden** (1874–1933) die β-Oxidation der freien Fettsäuren sowie die Bildung von Ketonkörpern (Azeton) beim entgleisten diabetischen Stoffwechsel auf.

Adolf Kussmaul (1822–1902) beschreibt den Endzustand von Diabetikern im ketoazidotischen Coma diabeticum: Apathie, Bewußtlosigkeit und charakteristische tiefe Atmung, die nach dem Beschreiber als „Kussmaulsche Atmung" in die Medizingeschichte Eingang gefunden hat.

Paul Langerhans (1847–1888), Doktorand des Pathologen Rudolf Virchow. Seine Dissertation gehört zu den klassischen Werken der Medizin und beschreibt differenziert neun verschiedene morphologische Zellgruppen der Bauchspeicheldrüse, zu denen auch die nach Langerhans benannten Inselzellen gehören, deren physiologische Funktion Langerhans allerdings nicht erkannte.

J. J. R. MacLeod (1876–1935) entdeckt 1923 gemeinsam mit **J. R. Murlin** im Pankreasextrakt einen neuen hyperglykämisierenden Faktor, das neben Insulin zweite Pankreashormon, das „Glukagon". Im gleichen Jahr erhielt MacLeod gemeinsam mit F. G. Banting den Nobelpreis für die Entdeckung des Insulins.

Jean de Meyer prägt im Jahre 1909 für das hypothetische Hormon der Bauchspeicheldrüse die Bezeichnung „Insulin".

Oskar Minkowski (1853–1931) zeigt 1889 gemeinsam mit **Josef von Mering** (1863–1933) bei pankreatektomierten Hunden das Auftreten typischer diabetischer Symptome, insbesondere eine Glukosurie. Nach Implantation von Pankreasgewebe unter die Haut dieser Tiere besserten sich die diabetischen Zeichen.

Giovanni Battista Morgagni (1682–1771) beschreibt den Diabetes mellitus in seinem berühmten Werk „De sedibus et causis morborum" als eine Krankheit ohne anatomisch-pathologisches Substrat, als Leiden mit unbekanntem Sitz („morbus in sede incerta locatus").

Richard Morton (1637–1698) entdeckt die positive Familiarität des Diabetes mellitus.

Bernhard Naunyn (1839–1924) empfiehlt als Diabeteskost eine kalorisch knappe Diät mit regelmäßiger Einschaltung von sog. Hungertagen.

D. S. H. W. Nicol führt die Strukturanalyse des Humaninsulins 1960 gemeinsam mit **L. F. Smith** durch; 1976 durch **R. Obermeier** und **R. Geiger** chemische Semisynthese von Humaninsulin aus Insulin vom Schwein und 1979 gentechnologische Vollsynthese von Humaninsulin durch **D. V. Goeddel** und Mitarbeiter.

Carl von Noorden (1858–1944), um die Diabetesdiät verdienstvoller Arzt, führt die Haferkur als antiketogene diätetische Maßnahme ein, definierte die diätetische Hilfsgröße „Weißbroteinheit (WBE)" als diejenige Menge Weißbrot, die 12 Gramm Kohlenhydraten entsprach. Hieraus hat sich schließlich der noch heute gebräuchliche Begriff der Broteinheit (BE) entwickelt.

Papyrus Ebers; 1862 in einem Grab bei Theben gefundene Papyrusschrift von 1550 v. Chr., in der eine Krankheit mit Harnflut (Diabetes mellitus) beschrieben wird.

John Rollo (1755–1809) führt den Begriff „mellitus" = honigsüß in den medizinischen Wortschatz ein und beschreibt den zeitweiligen Azetongeruch der Ausatmungsluft bei Diabetikern.

F. Sanger gelingt 1955 die Strukturanalyse des Insulinmoleküls.

D. F. Steiner entdeckt 1967 das Proinsulin.

Karl August Trommer (1806–1879) entwickelt zusammen mit **Hermann von Fehling** (1811–1885) die nach ihnen benannte Blutzucker-Bestimmungsmethode.

Thomas Willis (1621–1675) beschreibt den süßen Geschmack des Diabetikerharns als Mischung von Salzen und Schwefel. Bemerkenswert ist weiter seine Feststellung, daß Diabetes mellitus gehäuft in Familien mit hohem Lebensstandard auftritt.

R. S. Yalow führt 1959 gemeinsam mit **S. A. Berson** die radioimmunologische Bestimmungsmethode für Serum-Insulin ein.

Helmut Zahn (1916) und Mitarbeitern gelingt 1963 im Deutschen Wollforschungsinstitut an der Rheinisch-Westfälischen Technischen Hochschule Aachen mit der Vollsynthese von Schafinsulin die erste Synthese eines Proteins.

Georg Ludwig Zuelzer (1870–1949) behandelt bereits 1908, also lange Zeit vor Banting und Best (1921), die diabetischen Symptome pankreattomierter Hunde erfolgreich mit Pankreasextrakten, dem sog. „Zuelzerss Extrakt". Die Anwendung dieses Therapieverfahrens beim Menschen wird wegen schwerer Nebenwirkungen (Tachykardie, Schweißausbrüche, Schwindel) nicht konsequent zu Ende geführt und abgebrochen. Hypoglykämien als wahrscheinliche Erklärung für die beobachteten Nebenwirkungen wurden nicht als solche erkannt.

Stichwortverzeichnis
englisch - deutsch - spanisch

Für die Alphabetisierung wurde das englischsprachige Stichwortregister zugrunde gelegt

A

English	Deutsch	Español
Abnormal insulin response	Sekretionsstarre	Respuesta anormal de insulina
Acanthosis nigricans	Acanthosis nigricans	Acantosis nigricans
Acarbose	Acarbose	Acarbosa
Acetonuria	Azetonurie	Cetonuria
Achard-Thiers syndrome	Achard-Thiers-Syndrom	Síndrome de Achard-Thiers
Acidosis	Azidose	Acidosis
Adult-onset diabetes	Erwachsenendiabetes	Diabetes de inicio en la edad adulta
Aetiology	Ätiologie	Etiología
Aglycosuria	Aglukosurie	Aglucosuria
Alloxan diabetes	Alloxan-Diabetes	Diabetes inducida por alloxano
Alpha cells	Alpha-Zellen	Células alfa
Alpha-glucosidase inhibiton	Alpha-Glukosidase-Inhibition	Inhibición de la alfa-glucosidasa
Amadori reaction	Amadori-Reaktion	Reacción de Amadori
Arachidonic acid	Arachidonsäure	Acido araquidónico
Aspartame	Aspartam	Aspartato
Autoimmune diabetes	Autoimmunerkrankung Diabetes	Diabetes autoinmune

B

English	Deutsch	Español
Basement membrane	Basalmembran	Membrana basal
Bayes' formula	Bayessche Formel	Fórmula de Bayes
Beta cells	Beta-Zellen	Células beta
Beta cell, artificial	Beta-Zelle, künstliche	Célula beta artificial
"Big baby" diabetes	Big-baby-Diabetes	Diabetes del recién nacido macrosomico
Biguanides	Biguanide	Biguanidas
Body Mass Index	Body-Mass-Index	Body Mass Index
Borderline diabetes	Borderline-Diabetes	Diabetes límite
Brittle diabetes	Brittle-Diabetes	Diabetes inestable
Broca's formula	Broca-Formel	Fórmula de Broca
Bronzed diabetes	Bronzediabetes	Diabetes bronceada
Bullosis diabeticorum	Bullosis diabeticorum	Bullosis diabeticorum, dermatitis diabetica

C

CAPD	CAPD	Diálisis peritoneal ambulatoria crónica (DPAC)
Calorie-free diet	Nulldiät	Dieta acalórica
Carbohydrate exchanges	Kohlenhydrataustausch	Intercambio de hidratos de carbono
Carbohydrate exchange unit	Broteinheit	Unidades de intercambio de midratos de carbono
Cardiomyopathy, diabetic	Kardiomyopathie, diabetische	Miocardiopatía diabética
Cataract	Katarakt	Catarata
Chlorpropamide-alcohol flush test	Chlorpropamid-Alkohol-Flush-Test	Test de rubefaccion cutanea clorpropamida-alcohol
Chylomicrons	Chylomikronen	Quilomicrones
Classification	Klassifizierung	Clasificación
Combination insulin	Kombinationsinsulin	Insulina combinada
Combination treatment	Kombinationsbehandlung	Tratamiento combinado
Cotton-wool spots	Cotton wool spots	Exudados algodonosos
C-peptide	C-Peptid	Péptido C
CSII (continuous subcutaneous insulin infusion)	CSII (kontinuierliche subkutane Insulin-Infusion)	Infusión subcutánea continua de insulina (ISCI)
Cyclamate	Cyclamat	Ciclamato

D

Daily blood glucose profile	Tagesprofil	Perfil diario de glucemia
D cells	D-Zellen	Células D
Dawn phenomenon	Dawn-Phänomen	Fenómeno de Dawn
Depot insulin, long-acting	Depotinsulin, langwirkendes	Insulina de depósito, de acción prolongada
Des-Phe-insulin	Des-Phe-Insulin	Insulina desfenilalaninizada
Diabète gras	Diabète gras	Diabetes grasa
Diabète maigre	Diabète maigre	Diabetes magra
Diabetic coma	Coma diabeticum	Coma diabético
Diabetic control, criteria of	Einstellungskriterien, diabetische	Criterios de control diabetica
Diabetic diet, principles of	Diabetesdiät, Grundsätze	Principios dietéticos en diabetes
Diabetic foot	Diabetischer Fuß	Pie diabético
Diabetid	Diabetid	Diabétides
Diabetogenic factors	Diabetogene Faktoren	Factores diabetógenos
Dietary ratio	Nährstoffrelation	Cociente dietético
Dietary therapy in hyperlipoproteinaemia	Diättherapie bei Hyperlipoproteinämie	Terapia dietética de la hiperlipoproteinemia
Downregulation	Downregulation	Regulación hacia abajo
Dumping syndrome	Dumping-Syndrom	Síndrome de Dumping

E

Early detection	Früherkennung	Detección precoz
Early diagnosis	Frühdiagnose	Diagnóstico precoz
Erythrocyte rigidity	Erythrozytenstarre	Rigidez eritrocitaria

F

Familial occurrence	Familiarität	Incidencia familiar
Fatty acids	Fettsäuren	Acidos grasos
Fatty liver	Fettleber	Hígado graso
Fluorescence angiography	Fluoreszenz-Angiographie	Angiografía por fluoresceína
Flush phenomenon	Flush-Phänomen	Fenómeno de rubefaccion

G

Gastric inhibitory polypeptide (GIP)	Gastric inhibitory polypeptide (GIP)	Polipéptido inhibidor gastrico (PIG)
Genetics	Genetik	Genética
Gestational diabetes	Gestationsdiabetes	Diabetes gestacional
Glomerulosclerosis	Glomerulosklerose	Glomeruloesclerosis
Glucagon	Glukagon	Glucagón
Glucokinase	Glukokinase	Glucoquinasa
Gluconeogenesis	Glukoneogenese	Gluconeogenesis
Gluconolactone	Glukonolakton	Gluconolactona
Glucose homoeostasis	Glukose-Homöostase	Homeostasis de la glucosa
Glucose sensor	Glukosesensor	Sensor de glucosa
Glucose tolerance test, oral (OGTT)	Glukosetoleranztest, oraler (oGTT)	Test de tolerancia oral a la glucosa (TTOG)
Glucosidase (alpha-glucosidase)	Glukosidase (Alpha-Glukosidase)	Glucosidasa (Alfaglucosidasa)
Glucosidase inhibition	Glukosidase-Inhibition	Inhibición de la glucosidasa
Glucosyl transferase	Glukosyltransferase	Glucosiltransferasa
Glycaemic index, biological carbohydrate equivalent	Glykämischer Index (glycemic index, biologisches Kohlenhydrat-Äquivalent)	Indice glucémico (equivalente biológico de los hidratos de carbono)
Glycogenolysis	Glykogenolyse	Glucogenolisis
Glycoprotein	Glykoprotein	Glicoproteínas
Glycosuria	Glukosurie	Glucosuria
Glycosylated haemoglobin (glyco-Hb, HBA_1, HBA_{1a-c})	Glykolysiertes Hämoglobin (Glyko-Hb, HBA_1, HBA_{1a-c})	Hemoglobina glicosilada (glico-Hb, HBA_1, HBA_{1a-c})
Glycosylation	Glykosylierung	Glicosilación
Goals of treatment in diabetes	Zielsetzung der Diabetesbehandlung	Objetivos del tratamiento de la diabetes
Guar	Guar	Guar; Goma de guar

H

Haemodialysis	Hämodialyse	Hemodiálisis
Hepatic diabetes	Leberdiabetes	Diabetes hepática
Hexokinase	Hexokinase	Hexoquinasa
High-fibre diet	Ballaststoffreiche Kost	Dieta rica en fibras
HLA association	HLA-Assoziation	Asociación HLA
Honeymoon phase	Honeymoon-Phase	Fase de la luna de miel
Human insulin	Humaninsulin	Insulina humana
Hydramnios	Hydramnion	Hidramnios
Hyperadrenocorticism	Hyperkortizismus	Hiperadrenocorticismo
Hyperemesis gravidarum	Hyperemesis gravidarum	Hiperemesis gravídica
Hyperglycaemia	Hyperglykämie	Hiperglucemia

Hyperinsulinism	Hyperinsulinismus	Hiperinsulinismo
Hyperlipoproteinaemia	Hyperlipoproteinämie	Hiperlipoproteinemia
Hyperosmolar diabetic coma	Coma diabeticum hyperosmolares	Coma hiperosmolar diabético
Hyperosmolarity	Hyperosmolarität	Hiperosmolaridad
Hypertension, arterial	Hypertonie, arteriell	Hipertensión arterial
Hypoglycaemia	Hypoglykämie	Hipoglucemia
Hypoglycaemic shock	Hypoglykämischer Schock	Choque hipoglucémico

I

IDDM (Insulin-dependent diabetes mellitus)	IDDM (Insulin-dependent diabetes mellitus)	Diabetes mellitus insulinodependiente (DMID)
Incretin effect	Inkretin-Effekt	Efecto de increción
Insulin aggregation	Insulin-Aggregation	Agregación de la insulina
Insulin allergy	Insulin-Allergie	Alergia a la insulina
Insulin antagonists	Kontrainsulinäre Faktoren	Antagonistas de la insulina
Insulin antibodies	Insulin-Antikörper	Anticuerpos anti-insulina
Insulin infusion pump	Insulin-Infusionspumpe	Bomba de infusión de insulina
Insulin precipitation	Insulin-Präzipitation	Precipitación de insulina
Insulin pump	Insulinpumpe	Bomba de insulina
Insulin reaction	Insulinreaktion	Reacción insulinica
Insulin receptors	Insulinrezeptoren	Receptores de Insulina
Insulin reserves	insulinreserven	Reservas de insulina
Insulin resistance	Insulinresistenz	Resistencia a la insulina
Insulin response	Insulinantwort	Respuesta de insulina
Insulin sensitivity	Insulinempfindlichkeit	Sensibilidad a la insulina
Insulin tolerance test	Insulin-Toleranztest	Test de tolerancia a la insulina
Insulinase	Insulinase	Insulinasa
Insulinoma	Insulinom	Insulinoma
Insulitis	Insulitis	Insulinitis
Intermediate acting insulin	Intermediärinsulin	Insulina de acción intermedia
IRMA	IRMA	IRMA
Islet cell adenoma	Inselzelladenom	Adenoma de células insulares
Islet cell antibodies (ICA)	Islet-Cell-Antibodies (ICA)	Autoanticuerpos anti células insulares (ICA)
Islet cell transplantation	Inselzelltransplantation	Transplante de células insulares

J

Joule	Joule	Julio
Juvenile diabetes	Juveniler Diabetes	Diabetes juvenil

K

Ketoacidosis (acetonaemia)	Ketoazidose (Azetonämie)	Cetoacidosis
Ketoacidotic diabetic coma	Coma diabeticum, ketoazidotisches	Coma cetoacidótico diabético
Ketone bodies	Keto(n)körper	Cuerpos cetónicos
Kimmelstiel-Wilson syndrome	Kimmelstiel-Wilson-Syndrom	Síndrome de Kimmelstiel-Wilson
Kussmaul breathing	Kussmaulsche Atmung	Respiración acidótica de Kussmaul

L

Lactic acidosis	Lakt(at)azidose	Acidosis láctica
Langerhans, islets of	Langerhanssche Inselzellen	Islotes de Langerhans
Laser photocoagulation	Laser-Koagulation	Fotocoagulación por Laser
Laurence-Moon-Biedl-Bardet syndrome	Laurence-Moon-Biedl-Bardet-Syndrom	Síndrome der Laurende-Moon-Biedl-Bardet
Legal's test	Legalsche Probe	Reacción de Legal
Lens, diabetic disorders of	Lentopathia diabetica	Cristalinopatía diabética
Lipaemia retinalis	Lipaemia retinalis	Lipemia retinal
Lipodystrophy	Lipodystrophie	Lipodistrofia
Lipolysis	Lipolyse	Lipólisis
Lipoprotein electrophoresis	Lipoprotein-Elektrophorese	Electroforesis de las lipoproteínas
Lipoproteinaemia	Lipoproteinämie	Lipoproteinemia
Long-acting insulin	Verzögerungsinsulin, Langzeitinsulin	Insulina de acción prolongada, Insulina de acción lenta
Long-standing diabetes	Langzeitdiabetes	Diabetes de larga duracion

M

Macroangiopathy, diabetic	Macroangiopathia diabetica	Macroangiopatía diabética
Macrosomia (foetal hypertrophy)	Makrosomie (fetale Hypertrophie)	Macrosomia (Hipertrofia fetal)
MAGE (Mean amplitude of glycaemic excursions)	MAGE (Mean amplitude of glycaemic excursions)	Amplitud media de las fluctuaciones glicémicas (MAGE)
Maturity-onset diabetes	Maturity-onset-Diabetes	Diabetes de inicion en la edad adulta
McQuarrie syndrome	McQuarrie-Syndrom	Síndrome de McQuarrie
Melituria	Melliturie	Melituria
Microangiopathy, diabetic	Microangiopathia diabetica	Microangiopatía diabética
Microaneurysm	Mikroaneurysma	Microaneurisma
Miescher-I syndrome	Miescher-I-Syndrom	Síndrome de Miescher I
Mixed insulin	Mischinsuline	Mezcla de insulina
MODY diabetes (Maturity-onset diabetes of the young)	MODY-Diabetes (Maturity-onset diabetes of the young)	Diabetes MODY (Diabetes de inicio en la edad adulta del joven)
Monocomponent insulin (MC)	Monocomponent-Insulin (MC)	Insulina mono componente
Morgagni-Stewart-Morel syndrome	Morgagni-Syndrom	Síndrome de Morgagni
Myosin, structural alteration in	Myosinstrukturveränderung	Alteración estructural de la miosina

N

Necrobiosis lipoidica	Necrobiosis lipoidica	Necrobiosis lipoídica
Nephropathy, diabetic	Nephropathia diabetica	Nefropatía diabética
Neuropathy, diabetic	Neuropathia diabetica	Neuroptaía diabética
NIDDM (Non-insulin-dependent diabetes mellitus)	NIDDM (Non-insulin-dependent diabetes mellitus)	Diabetes mellitus no insulinodependiente (DMNID)

NIS (Near-normoglycaemic insulin substitution)	NIS (Nahe-normoglykämische Insulin-Substitution)	Substitución insulínica casi normoglicémica (NIS)
Nutrition chart	Ernährungsprotokoll	Protocolo nutricional
Nutritional history	Ernährungsanamnese	Historia nutricional

O

Obesity	Fettsucht	Obesidad
Old age, diabetes of	Alterszucker	Diabetes del anciano
Oligosaccharides	Oligosaccharide	Oligosacáridos
Ophthalmoplegia	Ophthalmoplegie	Oftalmoplegia
Overflow glycosuria	Überlaufglukosurie	Glucosuria por sobre pasar el umbral

P

Palatinitol	Palatinit	Palatinitol
Pancreas, artificial	Pankreas, künstliches	Páncreas artificial
Pancreatic transplantation	Pankreas-Transplantation	Transplante pancreático
Paracrine effect	Parakriner Effekt	Efecto paracrínico
PBSP classification (Pedersen)	PBSP-Klassifikation nach Pedersen	Clasificación del riesgo obstétrico (PBSP) según Pedersen
Pentoses	Pentosen	Pentosas
PIDRA (Portable insulin dosage regulating apparatus)	PIDRA (Portabler Insulin-Dosier-Regulier-Apparat)	Aparato portátil de dosificación y regulación de insulina (PIDRA)
Platelet aggregation	Thrombozytenaggregation	Agregación plaquetaria
Post-receptor defect	Postrezeptordefekt	Defecto post-receptor
Prader-Willi syndrome	Prader-Willi-Syndrom	Síndrome de Prader-Willi
Prediabetes	Prädiabetes	Prediabetes
Pregnancy, complications of	Schwangerschaftskomplikationen, Gestose	Complicaciones del embarazo, Eclamsia
Pregnancy, diabetes of	Schwangerschaftsdiabetes	Diabetes del embarazo
Pregnancy, glycosuria of	Schwangerschaftsglukosurie	Glucosuria del embarazo
Pre-receptor defect	Prärezeptordefekt	Defecto pre-receptor
Proinsulin	Proinsulin	Proinsulina
Protein-modified fasting	Proteinmodifiziertes Fasten	Ayuno modificado por proteínas
Prostaglandins	Prostaglandine	Prostaglandinas
Protodiabetes	Protodiabetes	Protodiabetes
Pseudodiabetes	Pseudodiabetes	Pseudodiabetes
Pseudoperitonitis, diabetic	Pseudoperitonitis diabetica	Pseudoperitonitis diabética
P/S ratio	P/S-Quotient	Cociente p/s de ácidos grasos
Pyoderma diabeticum	Pyodermia diabetica	Pyoderma diabeticum

R

Receptor defect	Rezeptordefekt	Defecto de receptor
Recombinant DNA technology (desoxyribonucleic acid	DNA-Recombinationstechnik (desoxyribonucleic acid)	Technología del DNA recombinante (DNA = ácido desoxirribonucleico)
Reducing diet	Reduktionskost	Dieta de reducción

Remission phase (honeymoon phase)	Remissionsphase (Honeymoon-Phase)	Fase de remisión („Periodo de la luna de miel“)
Retinal detachment	Netzhautablösung	Desprendimiento de la retina
Retinopathy, diabetic	Retinopathia diabetica	Retinopatía diabética
Rubeosis faciei	Rubeosis faciei	Rubeosis faciei

S

Saccharin	Saccharin	Sacarina
Saccharose (sucrose)	Saccharose (Sukrose)	Sacarosa (Sucrosa)
Secondary failure	Sekundärversagen	Fracaso secundario
Seip-Lawrence syndrome	Seip-Lawrence-Syndrom	Síndrome de Seip-Lawrence
Self-monitoring	Selbstkontrolle	Autocontrol
Silent myocardial infarction	Stummer Herzinfarkt	Infarto silente de miocardio
Soluble insulin	Alt-Insulin	Insulina soluble
Somatostatin	Somatostatin	Somatostatina
Sorbitol	Sorbit	Sorbitol
Spontaneous diabetes	Spontandiabetes	Diabetes espontánea
Steroid diabetes	Steroiddiabetes	Diabetes esteroidal
Streptozotocin	Streptozotozin	Estreptozotocina
Stress proteinuria	Belastungsalbuminurie	Proteinuria (Albuminuria) de esfuerzo
Sugar substitutes	Zuckeraustauschstoffe	Sucedáneos del azúcar
Sulphonylureas	Sulfonylharnstoffe	Derivados de la sulfonilurea
Sweeteners	Süßungsmittel	Edulcorantes

T

Thiazide diuretics	Thiazid-Diuretika	Diuréticos tiazídicos
Tolbutamide test	Tolbutamid-Test	Test de la tolbutamida
Type I diabetes mellitus	Typ-I-Diabetes mellitus	Diabetes mellitus tipo I
Type II diabetes mellitus	Typ-II-Diabetes mellitus	Diabetes mellitus tipo II

V

Vasoactive intestinal peptide (VIP)	Vasoaktives intestinales Polypeptid (VIP)	Polipéptido intestinal vasoactivo (VIP)

W

White's classification	White-Klassifikation	Clasificación de White

X

Xanthomas	Xanthome	Xantoma
Xylitol	Xylit	Xilitol
Xylose tolerance test	Xylose-Toleranztest	Test de tolerancia a la xilosa

FSC
www.fsc.org
MIX
Papier | Fördert gute Waldnutzung
FSC® C083411

Zeitfracht Medien GmbH
Ferdinand-Jühlke-Straße 7
99095 Erfurt, Deutschland
produktsicherheit@kolibri360.de